4週間でカラダが変わる！
きほんのヨガ
ポーズ＆プログラム

綿本ヨーガスタジオ RIE

日本文芸社

Prologue
はじめに

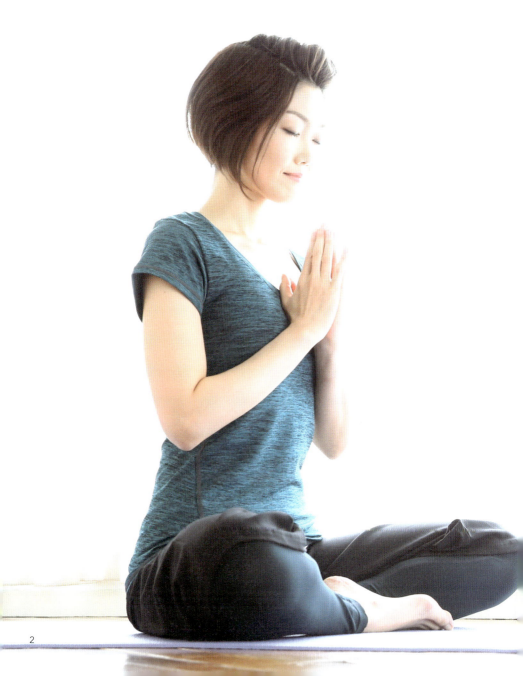

本書は自宅でヨガをされる方に向けて、ひとりで練習しても正しくポーズの恩恵を受け取っていただけるように考案しました。1日1〜2つのポーズを行ない、4週間で一通りの基本のヨガのポーズを学ぶプログラム構成です。

　本書の大きな特徴は、その日に行なうポーズの基本的な方法を紹介した後、続けてそのポーズを使った「プログラム」を紹介しているところです。単独でポーズを練習したとき、ポイントやバランスのとり方がわかりにくかったとしても、ポーズをプログラムの流れに組み込むことで、「なるほど、こういうことか！」と自然にポーズが深まる工夫が盛り込まれています。

　本書で取り上げているポーズをプログラムにそって日々実践していけば、短期間で効果的かつ効率的にヨガの基本が身につきます。からだの使い方のコツがつかめて体幹の感覚も培われるので、からだのラインもすっきりと整ってきます。

　また、もしあなたがマスターしたい憧れの難しいポーズがあれば、それだけを懸命に練習するより、まず4週間プログラムでいろいろなポーズをバランスよく経験するのが一番の近道になります。
　自分では気づかなかったからだの使い方の偏りが改善され、心もからだも安定した状態で安全に取り組めるようになるからです。

　1週間の構成は1日目（月曜日）から4日目（木曜日）に基本、後屈、ねじり、前屈の順に行ないます。疲れがピークになる5日目（金曜日）は、リラックスしながら行なうデトックス系のポーズ、時間に余裕のある6日目（土曜日）はちょっと頑張る立位系のポーズ、そして7日目（日曜日）は休息ポーズと呼吸法で心の安らぎをより深く体験していくという流れです。

　どうぞ気楽にはじめてください。
　どこから行なってもいいですし、余裕のあるときは1週間のプログラムを通して行なってもよいのです。
　ルールがあるとすれば、かけがえのない大切な自分のからだにやさしい意識を向けること。本書を通して、その時間をもつ尊さに気づいていただければ幸いです。

綿本ヨーガスタジオ　RIE

Contents
もくじ

はじめに 2
本書の構成と見方 6

ヨガのきほん

4週間でヨガのきほんをマスターしよう！ .. 10
4週間でヨガのきほんをマスターできる！
ポーズ＆プログラム一覧 12
からだと心が整うヨガ 14
アーサナとは？ 16
ヨガをはじめる前に 18
ヨガの効果を高めるポイント 20
からだの仕組みを知る 22
きほんのポーズ 24
ウォームアップ＆クールダウン 26
ポーズを快適に行なうための道具 31

Caution 注意事項

★ ヨガの途中でからだに痛みを感じたら直ちに中断し、医師に相談してください。
★ 妊娠中の方、病気療養中の方や持病をお持ちの方、通院中の方は医師に相談のうえ行なってください。
★ 腰痛やひざの痛み、股関節に違和感がある、けがをしているなど、からだに不調を抱えている方は医師や専門家に相談のうえ行なってください。
★ 体調が優れないときや、疲れを感じているときは行なわないでください。
★ 飲酒後は行なわないでください。
★ 本書の著者ならびに出版社は、ヨガを行なって生じた問題に対する責任は負いかねます。体調を考慮したうえで、自己責任のもと行なうようにしてください。

1st week ポーズ＆プログラム

【1日目】猫のポーズ 34
猫のポーズのプログラム 36
【2日目】三日月のポーズ 38
三日月のポーズのプログラム 40
【3日目】ねじりのポーズ 42
ねじりのポーズのプログラム 44
【4日目】脚を開くポーズ 46
脚を開くポーズのプログラム 48
【5日目】うさぎのポーズ 50
うさぎのポーズのプログラム 52
【6日目】賢者のバランスのポーズ 54
腰かけのポーズ 56
賢者のバランスのポーズ＆腰かけの
　ポーズのプログラム 58
【7日目】ヴィパリタカラニ 60
腹式呼吸をしてみよう 62

2nd week ポーズ＆プログラム

【1日目】押し上げのポーズ 66
押し上げのポーズのプログラム 68
【2日目】弓のポーズ 70
弓のポーズのプログラム 72
【3日目】ワニのポーズ 74
ワニのポーズのプログラム 76
【4日目】脚と手のポーズ 78
脚と手のポーズのプログラム 80
【5日目】針の糸通しのポーズ 82
針の糸通しのポーズのプログラム 84
【6日目】シヴァ神のポーズ 86
英雄のポーズ 88
シヴァ神のポーズ＆英雄のポーズのプログラム
　 90
【7日目】バタフライのポーズ 92
ヴリッティ呼吸に挑戦！ 94
Column キレイをつくる ヨガ的歩き方 96

3rd week ポーズ&プログラム

- 【1日目】立ち木のポーズ 100
- 立ち木のポーズのプログラム 102
- 【2日目】太鼓橋のポーズ 104
- 魚のポーズ 106
- 太鼓橋のポーズ&魚のポーズのプログラム
  108
- 【3日目】脚に顔をつけるポーズの
  バリエーション 110
- 脚に顔をつけるポーズの
  バリエーションのプログラム 112
- 【4日目】サギのポーズ 114
- 背中を伸ばすポーズ 116
- サギのポーズ&背中を伸ばすポーズの
  プログラム 118
- 【5日目】あざらしのポーズ 120
- うつ伏せ片ひざ曲げのポーズ 122
- あざらしのポーズ&うつ伏せ片ひざ曲げの
  ポーズのプログラム 124
- 【6日目】三角のポーズ 126
- 体側を伸ばすポーズ 128
- 三角のポーズ&体側を伸ばすポーズの
  プログラム 130
- 【7日目】子どものポーズ 132
- ライオンのポーズ 134

4th week ポーズ&プログラム

- 【1日目】賢者のポーズ 138
- 板のポーズ 140
- 賢者のポーズ&板のポーズのプログラム ... 142
- 【2日目】仰向けの英雄座 144
- 仰向けの英雄座のプログラム 146
- 【3日目】牛の顔のポーズ 148
- 腰かけねじりのポーズ 150
- 牛の顔のポーズ&腰かけねじりのポーズの
  プログラム 152
- 【4日目】下を向いた犬のポーズ 154
- 伸ばした片脚を高く上げるポーズ 156
- 下を向いた犬のポーズ&片脚を高く上げる
  ポーズのプログラム 158
- 【5日目】伏せたハトのポーズ 160
- 伏せたハトのポーズのプログラム 162
- 【6日目】ワシのポーズ 164
- 半月のポーズ 166
- ワシのポーズ&半月のポーズのプログラム
  168
- 【7日目】赤ちゃんのポーズ 170
- ハタ呼吸 172

- 太陽礼拝 174
- 瞑想のすすめ 176
- 瞑想してみよう 178
- 瞑想とチャクラ 180
- 瞑想を深めるための八支則 182
- 瞑想にまつわるQ&A 184
- おわりに 185
- ポーズ&プログラム索引 186
- 効果別ポーズ&プログラム索引 188

本書の構成と見方

本書の構成と「ポーズ&プログラム」の見方を解説します。
ヨガのきほんをマスターするためのポイントを押さえていますので、
よく読んで正しい知識を身につけましょう。

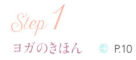
ヨガのきほん　P.10

ヨガをはじめる前に知っておきたい基礎知識をまとめました。「ヨガとは?」「アーサナとは?」「ヨガの効果を高めるポイント」など、学んでおくとヨガの効果をより実感することができます。

4週間でカラダが変わる!
きほんのヨガ ポーズ&プログラム　P.33

4週間でヨガの基本がマスターできる「ポーズ&プログラム」を考案しました。ポーズを学んだ後、続けてそのポーズを使ったプログラムを実践できる内容です(詳細はP.8〜11へ)。ポーズをプログラムの流れのなかで行ない、自然とからだの使い方や体幹の感覚がつかめるようになります。自宅で効果的かつ効率的にヨガを行なえます。

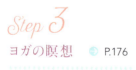
ヨガの瞑想　P.176

ヨガのポーズや呼吸法は、もともとは瞑想を深めるために考案されたといわれています。「瞑想とは?」「瞑想のやり方」「瞑想を深めるための八支則(はっしそく)」など、瞑想で心の安らぎを得るための方法を学びヨガをより深めましょう。

ポーズ＆プログラムの見方

「ポーズ＆プログラム」のページでは、ヨガの実践方法や習得のためのポイントを紹介。ポイントをおさえ、くり返し行ないながらからだの変化を楽しみましょう。

①ポーズの効果
ポーズが心身にどのような効果をもたらすのかを紹介しています。

②ポーズの難易度
からだの柔軟性や筋肉量、バランス感覚などで総合的に判断した難易度を示しています。自分のレベルに合わせてポーズを選んでもよいでしょう。

③ポーズの解説
各ポーズの解説です。ポーズを安全かつ効果的に行なうためのアドバスを紹介しています。

④完成のポーズのポイント
正しいポーズをとるためのポイントです。意識するところや伸ばすべきところを確認しながら行ないましょう。

⑤効きどころ部位
からだに効果が得られる部位に印をつけています。ポーズを行なうとき、効きどころがしっかり伸びて負荷がかかっているかチェックしましょう。

⑥ NGポーズ
初心者がやってしまいがちなNG

＜ポーズ＞

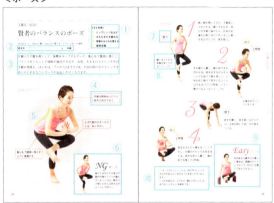

ポーズを紹介。けがの原因にもなりますので、NGに陥っていないかチェックしましょう。

⑦呼吸
「ポーズ＆プログラム」を行なう際、大切な呼吸のタイミングや行ない方がひと目でわかります。

⑧行なうときのポイント
「ポーズ＆プログラム」を行なうときに注意したいポイントです。確認しながら実践しましょう。

⑨ Easyポーズ
からだへの負荷を軽くしたい人のためのバリエーションです。無理のない範囲で挑戦しましょう。

⑩ Advice
「ポーズ＆プログラム」で特に注意したい情報をまとめました。ポーズがとりにくい人は参考にしてみてください。

⑪プログラムの解説＆効果
各プログラムの解説＆効果です。「健康」「美容」「メンタル」と3つの効果に分けて紹介しています。

⑫プログラムの目安時間
どのプログラムも10分以内でできる内容ですので、気軽に行なうことができます。くり返し、習慣的に行ないましょう。

⑬ Point
プログラムを行なうときに注意したいポイントです。より効果を得るためにしっかりおさえておきましょう。

＜プログラム＞

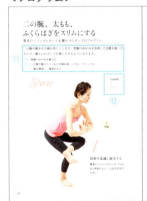
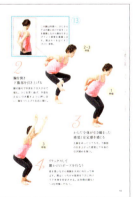

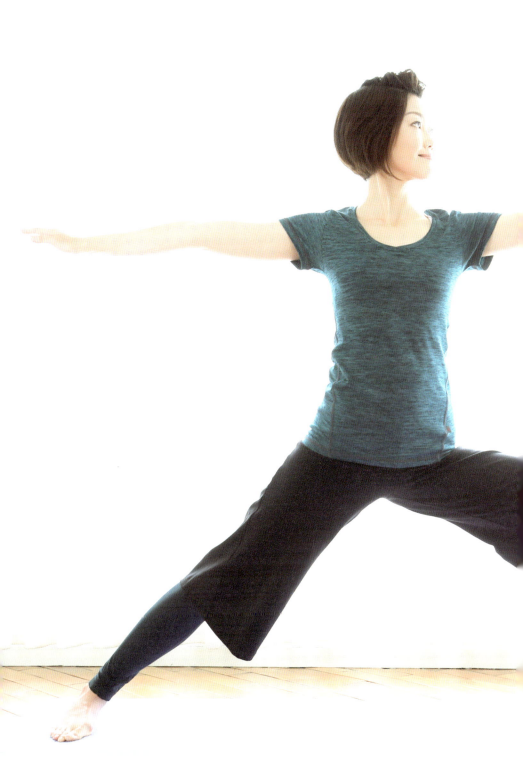

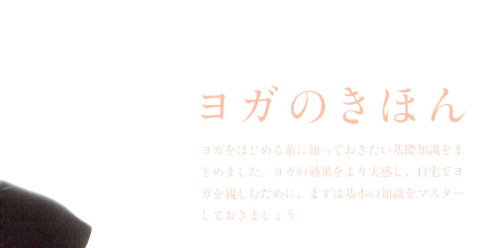

ヨガのきほん

ヨガをはじめる前に知っておきたい基礎知識をまとめました。ヨガの効果をより実感し、自宅でヨガを親しむために、まずは基本の知識をマスターしておきましょう。

4週間で
ヨガのきほんをマスターしよう！

1 week

【テーマ】
背骨を意識し、上半身をしなやかに

はじめの1週間は、からだの中心軸である背骨の動きを意識しましょう。背骨のしなやかな動きで上半身と下半身がつながり、ポーズが安定します。ふだんの姿勢の悪さに気づくきっかけにもなるでしょう。

【主な効果】
- 首のこり、肩こり、腰痛などの緩和
- 姿勢改善
- 骨盤のゆがみが矯正される
- など

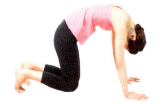

2 week

【テーマ】
引き締まった下半身をつくる

2週目は下半身を意識したアーサナ（P.16）に挑戦！　内ももやすねなどふだん意識しない筋肉を使い、左右差のバランスを整えていきましょう。お尻、太もも、ふくらはぎまできゅっと引き締まり、下半身が鍛えられます。

【主な効果】
- 血行促進、脂肪燃焼
- 下半身の引き締め
- むくみ、冷えの改善
- など

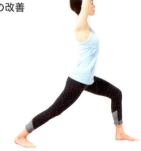

本書のプログラムを4週間継続すれば、からだは確実に変わります。1週目〜4週目で行なうヨガの特徴を理解しておきましょう。

3 week

【テーマ】
心とからだの結びつきを深める

上半身と下半身を強化したところで、より高度なアーサナに挑戦！「心身一如」という言葉があるように心が安定するとポーズも整います。穏やかな表情で柔らかい呼吸をくり返し、内面の変化に意識を向けましょう。

【主な効果】
- 内臓の活性化
- 全身の可動域が大きくなり、柔軟性も高まる
- 精神安定、くつろぎを得るなど

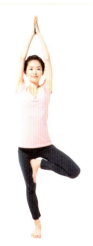

4 week

【テーマ】
体幹を鍛え、ヨガ上級者を目指す

きほんヨガの総仕上げ！ 難易度の高いアーサナを行ないながら体幹を鍛え、股関節も柔軟に。4週目を終えた頃には、心身の変化を感じられるはず。1〜4週をくり返し行なって、しなやかで健やかな心身を手に入れましょう。

【主な効果】
- からだの中心軸を把握できるようになる
- 体幹の強化
- 全身の代謝＆免疫力アップ
- 気持ちが前向きになるなど

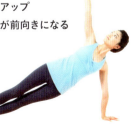

4週間でヨガのきほんをマスターできる！
ポーズ＆プログラム一覧

	Monday	*Tuesday*	*Wednesday*
1st week	猫のポーズ→P.34 猫のポーズのプログラム→P.36	三日月のポーズ→P.38 三日月のポーズのプログラム→P.40	ねじりのポーズ→P.42 ねじりのポーズのプログラム→P.44
2nd week	押し上げのポーズ→P.66 押し上げのポーズのプログラム→P.68	弓のポーズ→P.70 弓のポーズのプログラム→P.72	ワニのポーズ→P.74 ワニのポーズのプログラム→P.76
3rd week	立ち木のポーズ→P.100 立ち木のポーズのプログラム→P.102	太鼓橋のポーズ→P.104 魚のポーズ→P.106 太鼓橋のポーズ＆魚のポーズのプログラム→P.108	脚を顔につけるポーズのバリエーション→P.110 脚を顔につけるポーズのバリエーションのプログラム→P.112
4th week	賢者のポーズ→P.138 板のポーズ→P.140 賢者のポーズ＆板のポーズのプログラム→P.142	仰向けの英雄座→P.144 仰向けの英雄座のプログラム→P.146	牛の顔のポーズ→P.148 腰かけねじりのポーズ→P.150 牛の顔のポーズ＆腰かけねじりのポーズのプログラム→P.152

ヨガのポーズ&プログラムを4週間のカレンダー形式で、
ひと目でわかるように写真で紹介します。

Thursday	Friday	Saturday	Sunday
脚を開くポーズ→P.46 脚を開くポーズのプログラム→P.48	うさぎのポーズ→P.50 うさぎのポーズのプログラム→P.52	賢者のバランスのポーズ→P.54 腰かけのポーズ→P.56 賢者のバランスのポーズ&腰かけのポーズのプログラム→P.58	ヴィパリタカラニ→P.60 腹式呼吸をしてみよう→P.62
脚と手のポーズ→P.78 脚と手のポーズのプログラム→P.80	針の糸通しのポーズ→P.82 針の糸通しのポーズのプログラム→P.84	シヴァ神のポーズ→P.86 英雄のポーズ→P.88 シヴァ神のポーズ&英雄のポーズのプログラム→P.90	バタフライのポーズ→P.92 ヴリッティ呼吸に挑戦!→P.94
サギのポーズ→P.114 背中を伸ばすポーズ→P.116 サギのポーズ&背中を伸ばすポーズのプログラム→P.118	あざらしのポーズ→P.120 うつ伏せ片ひざ曲げのポーズ→P.122 あざらしのポーズ&うつ伏せ片ひざ曲げのポーズのプログラム→P.124	三角のポーズ→P.126 体側を伸ばすポーズ→P.128 三角のポーズ&体側を伸ばすポーズのプログラム→P.130	子どものポーズ→P.132 ライオンのポーズ→P.134
下を向いた犬のポーズ→P.154 伸ばした片脚を高く上げるポーズ→P.156 下を向いた犬のポーズ&伸ばした片脚を高く上げるポーズのプログラム→P.158	伏せたハトのポーズ→P.160 伏せたハトのポーズのプログラム→P.162	ワシのポーズ→P.164 半月のポーズ→P.166 ワシのポーズ&半月のポーズのプログラム→P.168	赤ちゃんのポーズ→P.170 ハタ呼吸→P.172

からだと心が整うヨガ

ヨガをこれからはじめる人も、すでにはじめている人も、ヨガの基本をおさらいしておきましょう。本質を知ることが、ヨガ上達の第一歩です。

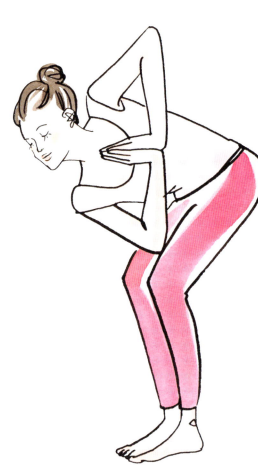

からだだけでなく、心にも効く

ダイエットや美容効果を期待してヨガをはじめる人も多いはず。確かに、ヨガを習慣にするとからだのラインが整い、体幹も強化されますが、ヨガの本来の目的は心を理想的な状態にすること。覇気があってやる気にあふれた「陽」の心と、穏やかで落ち着いた「陰」の心のバランスをとり、それを日常に反映することに意味があります。さまざまなポーズをとるうちに、からだも心も整う。これがヨガの魅力なのです。

ヨガの誕生は約4500年前

ヨガのはじまりは、今から約4500年前（紀元前2500年頃）のインダス文明だといわれています。現存するヨガの流派のベースとなっている「ハタヨガ」が、文献にまとめられ確立したのは、西暦1300年頃。日本では1970年代、2000年代にブームが起こり、2010年にはヨガ人口が100万人を超えたとか。それだけ大勢の人たちがヨガの効果を実感しているというわけです。

ストレッチとはどう違うの？

「ヨガ＝ストレッチの一種」と思っている人も多いのでは？ ストレッチはからだをほぐすためのもの。だから、テレビを見ながらでも、料理をしながらでもできます。一方、ヨガは「アーサナ」「呼吸法」「瞑想」の3つの要素で構成され、からだの内側の変化に意識を向け続け、感覚を研ぎすまして心身を整えます。そのため、"ながら"はNG。ここがストレッチとの大きな違いです。

ヨガの3大要素

アーサナ
ヨガでは、ポーズや姿勢をアーサナと呼びます。アーサナには筋肉や関節、内臓の機能を高めるだけでなく、心を理想の状態にする働きもあります。

呼吸法
ヨガでは呼吸をとても大切にします。呼吸によって、プラーナ（心とからだの原動力である気）の状態を調整できると考えているからです。腹式呼吸、完全呼吸など、さまざまな呼吸法があります。
➡ 呼吸法についてはP.20、P.62〜63、P.94〜95、P.172〜173もチェック！

瞑想
瞑想は、心を空っぽにして本当の自分を知るための手段。瞑想が深まると、自分とすべてのもの（他人や外部環境など）との一体感を感じられます。とはいえ、瞑想はそう簡単にはできません。そこで、先人たちが瞑想を行ないやすい状態をつくるために考えたのが、アーサナと呼吸法です。
➡ 瞑想についてはP.176〜もチェック！

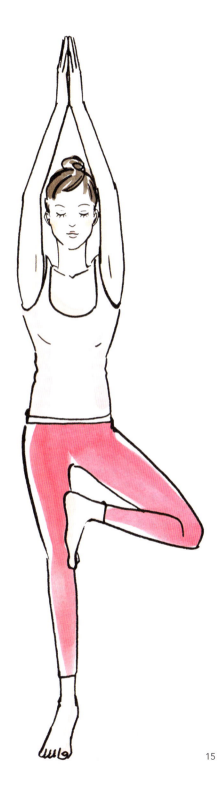

アーサナとは？

ヨガのシンボルともいえるのがアーサナ（ポーズ）です。ここでは、アーサナの効果を最大限発揮するために覚えておきたいポイントを紹介します。

自分のからだと対話しよう

ヨガで行なうさまざまなポーズや姿勢を、サンスクリット語で「アーサナ」と呼びます。ヨガをはじめたばかりの頃は、正しいアーサナをすることだけに注力しがちですが、一番大切なのは、自分のからだに意識を向けること。私たちのからだにはさまざまな"クセ"があります。ふだんまったく使えていない筋肉があったり、左と右で差があったり……。そうしたクセに気づき受け入れて、労りの心を向けることが大切です。

アーサナの4大効果

効果1　姿勢がよくなる

ヨガは全身をまんべんなく動かすので、続けるうちにからだが柔軟になります。すると、姿勢が矯正されて美姿勢が習慣化！　悪い姿勢が原因の肩こり、腰痛などの予防・改善にもなります。

効果2　太りにくくなる

深い呼吸をしながら行なうヨガは有酸素運動。体脂肪を効率よく燃やせます。また、ふだん使わない筋肉を使うので筋力もアップ。筋肉量が増えて基礎代謝が上がれば、太りにくく、やせやすいからだになれます。

効果3　美肌効果も！

ヨガを行なうと代謝が上がるだけでなく、血行もよくなります。すると、顔のむくみが解消されて小顔に！　さらに、ハリやツヤが増す、くすみがなくなる、肌トラブルが改善するなどのメリットもあります。

効果4　自律神経が整う

深い呼吸を繰り返すことで、交感神経と副交感神経のバランスが正常化。焦りや不安が軽くなり、心の「陽」と「陰」のバランスがとれるようになります。また、ホルモンバランスの乱れも少なくなります。

からだの5つの感覚をつかもう

アーサナを行なうときは、頭、首、背骨、胸、脚（骨盤）の5つの部位に意識を向けましょう。そうすることで、心のバランスもコントロールできるようになります。

首

首やのどに力が入っていたり、首が前に出すぎていたりするのはNG。鼻からゆっくり息を吸い入れ、吐く息で首をくつろがせましょう。

Point

★ 鼻でゆったり呼吸する
★ 肩をくつろがせ両腕を自然に下ろす

背骨

頭を上からつられているイメージで背骨を伸ばし、下腹部を軽く引き締めましょう。からだ中に意欲が満ちてきます。

Point

★ 背骨は自然なS字カーブをキープ
★ からだの中心軸に意識を向ける

Check

バンダとは…
「のど」「下腹部」「会陰部（えいんぶ）」の3カ所を引き締めることを「バンダ」といいます。このコントロールは、とても繊細な感覚です。アーサナ中に力むことなくバンダを意識できるようになると自然に正しいアライメントでからだを整えられるようになります。

頭

口元、ほおの筋肉をゆるめ、表情を柔らかくします。眉間のしわが左右に伸ばされていくイメージをもち、眉間（第3の目）でからだと心に穏やかな意識を向けます。

Point

★ 眉間で心とからだを見守る意識で目線を柔らかく一点集中する

胸

胸の内側のスペースを前だけでなく前後左右に柔らかく広げるように呼吸してみましょう。胸部の筋肉の緊張がゆるむと呼吸が深くなり、リラックスできます。

Point

★ みぞおちをゆるめる
★ 肺の隅々に吸う息を染み渡らせるイメージをもつ

脚（骨盤）

足裏全体でからだの重みを支えるように内ももやすねの筋肉を適度に引き締めましょう。

Point

★ 体重を足裏に均等にのせる
★ 腰は自然なS字カーブを保つ

ヨガをはじめる前に

せっかくヨガをはじめたのに、けがをしたり、効果が感じられず三日坊主になってしまうと台なし。ヨガを安全かつ楽しく続けるためのポイントを紹介します。

時間
続けられる時間帯に行なう

ヨガは基本的にいつやってもOKですが、おすすめは朝。朝にヨガを行なうと心身にエネルギーが満ち、1日を健やかに過ごせます。もちろん、昼も夜も大丈夫。あなたのライフスタイルに合った時間帯が一番です。ただし、食後すぐは避け、2時間前後空けてから行ないましょう。

環境
"ながら"は×。集中できる環境で

ヨガは心身と向き合う時間。テレビを見ながら、ラジオを聞きながら……の"ながらヨガ"はやめましょう。一方で、集中力を高めるための演出はOK。アロマオイルやお香を焚く、キャンドルを灯すなど、自分が集中できる演出を見つけてみてください。

場所
屋内で行なう際は換気を忘れずに

集中できる場所であれば、ヨガは屋内でも屋外でもできます。屋内で行なう場合は、両手、両脚を広げても360度ぶつからないスペースを確保します。また、ヨガは呼吸を大切にするため、部屋は換気しておきましょう。自然の多い場所、森林公園など深呼吸を心地よく感じられる場所で行なうと心身ともにリフレッシュされます。

服装
アーサナを妨げない動きやすい服装を

タンクトップ、キャミソール、ショートパンツ等、動きやすい服装ならどんな格好でもかまいません。最近のヨガウェアにはかわいいものが多いので、お気に入りを用意するのもいいでしょう。伸縮性と発汗性に優れていますし、何よりやる気が出ます。

体調
体調が悪いときは無理は禁物

風邪を引いているときや体調が悪いとき、何となく気分がのらないときは、無理に行なう必要はありません。妊娠中の人や、高血圧、心臓疾患などの持病がある人は医師に相談を。なお、生理中はヨガをやっても基本的には問題ありません。ただし、脚を上げるポーズはお休みしたほうがいいという説もありますので、ヴィパリタカラニ（P.60）、伸ばした片脚を高く上げるポーズ（P.156）はやめておきましょう。

習慣
できるだけ毎日続けよう

ヨガは毎日続けるのがベストです。本書で紹介している1日分のプログラムを行なう時間がない場合は、アーサナをひとつやるだけでもOK。

ヨガの効果を高めるポイント

ヨガの効果を高めるポイントとして、特に呼吸は重要です。アーサナに集中するあまり呼吸を止めないようにしましょう。

Point.1
アーサナ時の呼吸の基本ルール

口ではなく鼻で呼吸する

鼻で呼吸することで外気が浄化されます。

呼吸は緊張しない程度に深く、ゆったりと

リラックスして深い呼吸をすると内臓が活性化。プラーナの巡りもよくなります。

呼吸と動きを連動させる

吸う息で反る、吐く息で前屈するなど呼吸と動きを連動させましょう。

Point.2
呼吸法の基本をマスターしよう

ヨガの呼吸法を「プラーナヤマ」といいます。生命力である"気"＝「プラーナ」と、止める＝「アーヤマ」からできた言葉。深い呼吸で全身にプラーナが巡り心身が浄化されるといわれています。

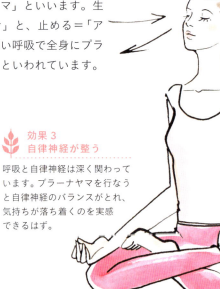

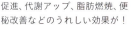
呼吸法の3つの効果

効果1 ストレスや疲労が軽減

深く長い呼吸をすると心もからだもリラックスし、ストレスや疲労が軽くなります。

効果2 脂肪燃焼＆便秘改善

肺や内臓の働きが高まり、血行促進、代謝アップ、脂肪燃焼、便秘改善などのうれしい効果が！

効果3 自律神経が整う

呼吸と自律神経は深く関わっています。プラーナヤマを行なうと自律神経のバランスがとれ、気持ちが落ち着くのを実感できるはず。

● 本書では腹式呼吸（P.62〜63）、ヴリッティ呼吸（P.94〜95）、ハタ呼吸（P.172〜173）を紹介しています。瞑想前に行なうとよいでしょう。

Point. 3
できない自分も受け入れる

本書の写真通りのポーズができないからといって、落胆する必要はありません。ヨガの目的は、柔軟性や形を追求することではなく、自分自身と向き合うこと。「できないこと」「苦手なこと」を受け止めて、無理のない範囲で行なってください。自分にダメ出しをしながら行なうのは、心にもからだにも逆効果です。できるようになるまでの過程を楽しむ余裕をもちましょう。

Point. 4
時間があればウォームアップを行なって

けがをしないようにするためにも、本書で紹介しているプログラムに取り組む際はできるだけウォームアップをしましょう。ウォームアップでからだをほぐしてからアーサナを行なえば、効果がより高まります。

▶ ウォームアップはP.26〜30をチェック！

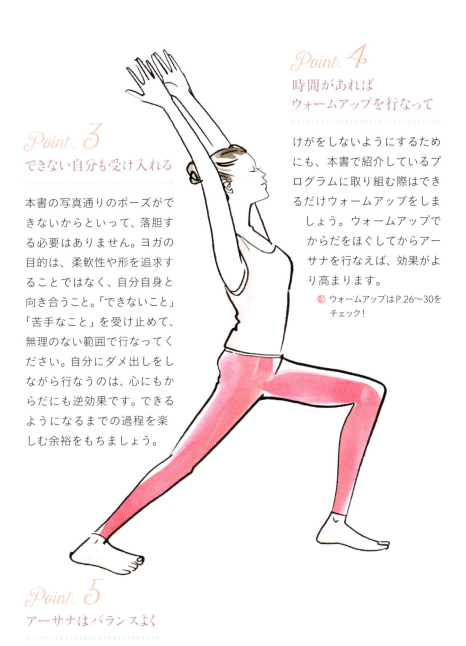

Point. 5
アーサナはバランスよく

得意なアーサナばかりをやるのも、反対に、苦手を克服しようとしてひとつのアーサナだけをやり続けるのも、特定の部位に負担をかけ、けがの原因になります。本書のプログラム順にバランスよく行なっていくことで効率的にからだの使い方を理解でき、レベルアップにつながります。

からだの仕組みを知る

ここでは、からだの構造を学びましょう。骨格や筋肉の変化を感じながらアーサナを行なうと、からだとより深い対話ができるようになります。

骨格

人間のからだには200以上の骨があります。下記の主要な骨の名前と位置を覚えておきましょう。

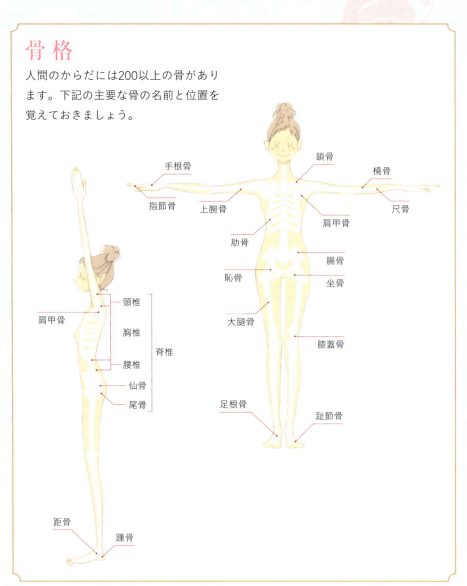

筋肉

主要な筋肉を紹介します。筋肉の動きを意識しながらアーサナを行なうことで、アーサナへの理解が深まります。

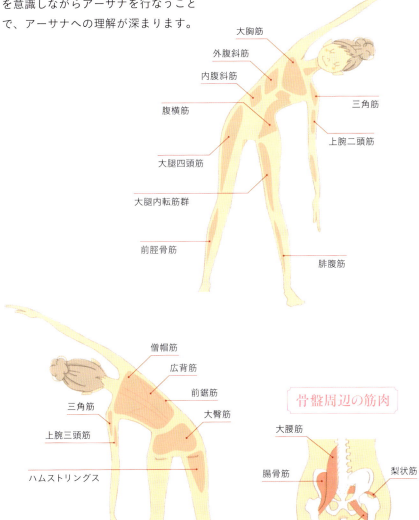

骨盤周辺の筋肉

きほんのポーズ

ここではヨガの基本のポーズを紹介します。「山」や「杖」など、言葉でイメージできることをからだで表現します。基本のポーズは、さまざまなポーズをくり返し積み重ねることで、本来の奥深さに気づくことができます。

山のポーズ
【ターダ・アーサナ／ Tadasana】

すべての立位の基本となり、シンプルですがもっとも難しいポーズ。脚を軽く開き、背骨は自然なS字ライン。足裏全体で地面を踏みしめ、両足の親指のつけ根に均等に体重をのせる。肩の力を抜き、ゆったりと呼吸をくり返す。

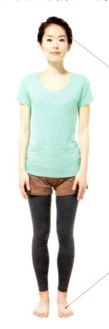

頭頂部は天井に引っぱられる意識をもつ

両足の親指と小指の付け根、かかとの外側と内側の4点に均等に体重をのせる

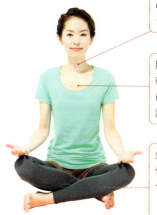

のどの奥をゆるめ、リラックスする

胸骨は天井に向かって軽く引き上げ、肩甲骨は腰のほうに下げる意識をもつ

坐骨を床に安定させて骨盤を立てる。親指のつけ根を軽く押し出し、外くるぶしは床から浮かせる意識をもつ

安楽座
【スカ・アーサナ／ Sukhasana】

坐骨を床につけて座る、座位のアーサナの基本姿勢。ひざの下に逆側の足先がくるようにして脚を交差させて座る。背筋を伸ばして、てのひらは上向きにしてひざの上におく。

杖のポーズ
【ダンダ・アーサナ／Dandasana】

座位の基本となるポーズで、正しく行なうことで坐骨に体重をのせて骨盤を立てる感覚をつかめる。両脚をそろえて床に座る。両手をお尻の横についてからだを支え、上体を引き上げる。

- 下腹部からからだの前側を引き上げ肩甲骨は下げる
- 腕でからだを支えて上体を引き上げる
- 親指のつけ根を前方に押し出して、足の内側の伸びを感じる
- 太もも裏で床を押してかかとを突き出す

Easy ポーズ

坐骨を床につけて座れない場合は、お尻の下に折りたたんだブランケット（P.31）を敷くと安定します。

無空のポーズ
【シャヴァ・アーサナ／Savasana】

手足をリラックスさせて床に投げ出すポーズ。両手両脚を伸ばして仰向けになる。両脚は腰幅よりやや広く開き、両腕は自然に開けててのひらを天井に向ける。全身の力を抜いて目を閉じ、ゆったりとした呼吸を行なう。

- 眉間を左右に広げるようにゆるめ、額を広く感じながら行なう
- 軽く目を閉じて全身の力を抜く
- かかとが重力によって床に沈むイメージをもつ

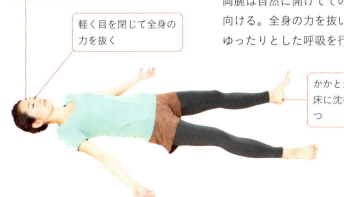

ウォームアップ&クールダウン

ウォームアップ&クールダウンに最適なエクササイズを紹介します。ウォームアップで筋肉や股関節をほぐし、からだを温めておくとヨガを安全に行なうことができます。プログラムの後は、クールダウンを行ないポーズの余韻を味わったり、心身の状態を観察したりしましょう。

※ウォームアップを Ⓦ 、クールダウンを Ⓒ で表示しています。
時間に余裕がないときは、ストレッチしたい部位を中心に行なうとよいでしょう。

1 手首回し Ⓦ

坐骨を床につけて座り、両腕を前に伸ばす。親指をにぎって左右を同じ方向に回す。自然呼吸で10回程度行なう。

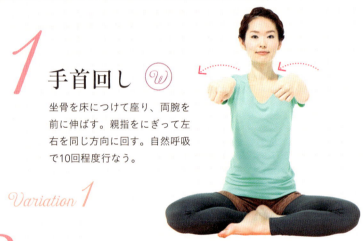

Variation 1

2 手の甲のストレッチ Ⓦ

Variation 1

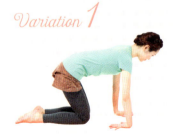

四つんばいになり、右手の甲を床に押しつける。息を吐きながらゆっくりと体重をかける。左手も同様に行なう。

Variation 2

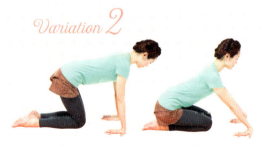

四つんばいになり、両手を逆手にする。息を吐きながらゆっくりとお尻をかかとに下ろし、前腕の内側をストレッチさせる。

3 首のストレッチ ⓒ

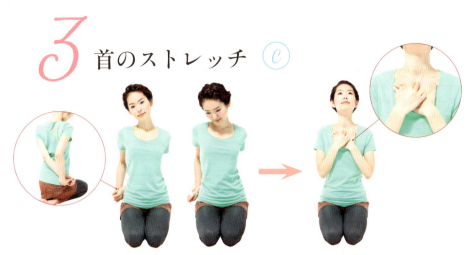

正座をして、左腕を背中側に回し、右手で左手首をつかむ。息を吐きながら首を右に傾ける。あごをゆっくりと下に傾けて、首の筋肉をストレッチする。反対側も同様に行なう。

片方の手を胸に当てて、もう一方の手の人さし指と中指を両鎖骨の間において、あごを引き上げる。

4 肩まわりをほぐす① ⓦ

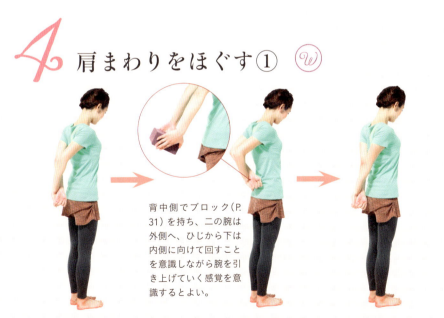

脚を肩幅に開いて立ち、手首を腰の後ろでクロスさせて組む。

背中側でブロック（P.31）を持ち、二の腕は外側へ、ひじから下は内側に向けて回すことを意識しながら腕を引き上げていく感覚を意識するとよい。

ひじを深く曲げて手首を左右に引き離すように押し合い二の腕を引き締める。胸をつり上げて左右に開く。二の腕の引き締めを保ったままゆっくり両腕を伸ばす。

5 肩まわりをほぐす②

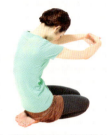

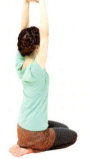

1 正座をして両手を胸の前で組む。息を吐きながら骨盤を後ろに傾け、背中を丸くし、肩甲骨を左右に広げる。

2 息を吸いながら、組んだてのひらを天井に向けて気持ちよく伸ばす。

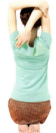

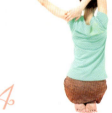

3 左手で右腕のひじをつかむ。息を吐きながら右の二の腕をストレッチ。

4 息を吸いながら、右ひじから左手をはずし、斜め上方に伸ばす。可能なら右指先で左わきを引き上げる。3、4は反対側も行なう。

6 耳たぶのストレッチ

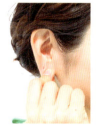
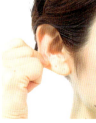
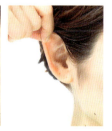

指で耳をつかみ、下から順に引き伸ばしほぐしていく。頭がすっきりしてリラックスできる。

7 片ひざを抱えた足首回し

仰向けになり、両脚を曲げる。次に、右脚の太ももを両手で抱え足首を回す。左右に5～6回転する。左脚も同様に行なう。

8 四の字ストレッチ

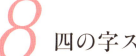

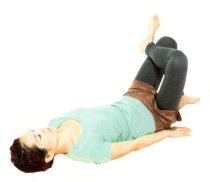

仰向けになり両ひざを立てて、右脚の外くるぶしを左脚のひざ上におく。

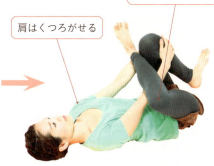

- 肩はくつろがせる
- 右ひざはからだから遠ざけるように

左ひざを両手でつかみ、息を吐きながら胸に近づける。両手が届かないときは、ひざ下にタオルを引っかけて行なってもよい。反対側も同様に行なう。

9 骨盤まわりをほぐす

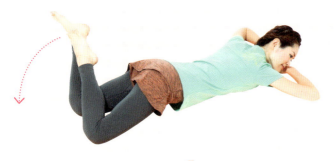

Variation 1

うつぶせになり、両脚を曲げる。自然呼吸で左右に5〜6回ずつ倒す。

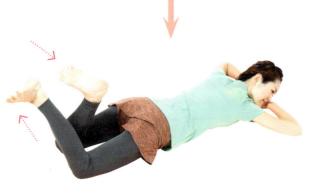

Variation 2

うつぶせになり、両脚を曲げる。自然な呼吸で両脚の前後を交互に5〜6回入れ替えるように交差させる。

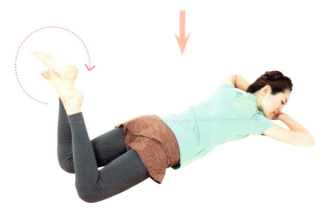

Variation 3

うつぶせになり、両脚を曲げる。両脚をそろえた状態で円を描くようにして回し、腰、骨盤周辺をほぐす。左右に5〜6回行なう。

ポーズを快適に行なうための道具

正しい姿勢を意識し、安全で快適なヨガのポーズを行なうための道具を紹介します。便利なものなので、できるだけ用意することをおすすめします。

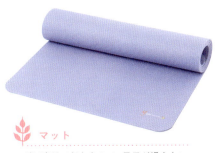

🌱 マット

ヨガは素足で行なうので、足元が滑らないように必ずマットを敷きましょう。自分に合った厚さのものを選びます。

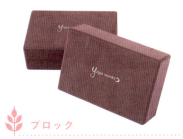

🌱 ブロック

姿勢を矯正したり、からだを支えたりする補助具として使用します。丈夫な箱などで代用してもよいでしょう。

🌱 ベルト

前屈や脚を大きく開くポーズのとき、輪をつくりそのなかに手や脚を通したりして、補助具として使用します。タオルで代用することもあります。

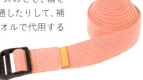

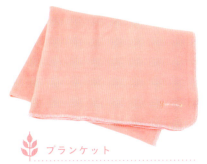

🌱 ブランケット

お尻や肩、頭などの下に敷きます。骨が床に当たることで生じる痛みを和らげてからだのゆがみを補正します。クールダウンの際、からだを冷やさないためにも使用します。

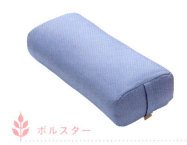

🌱 ボルスター

リラックス効果の高いヨガのポーズをとるときに頭や骨、お尻をサポートしたり、姿勢をキープするのに使用します。クッションや枕で代用してもよいでしょう。

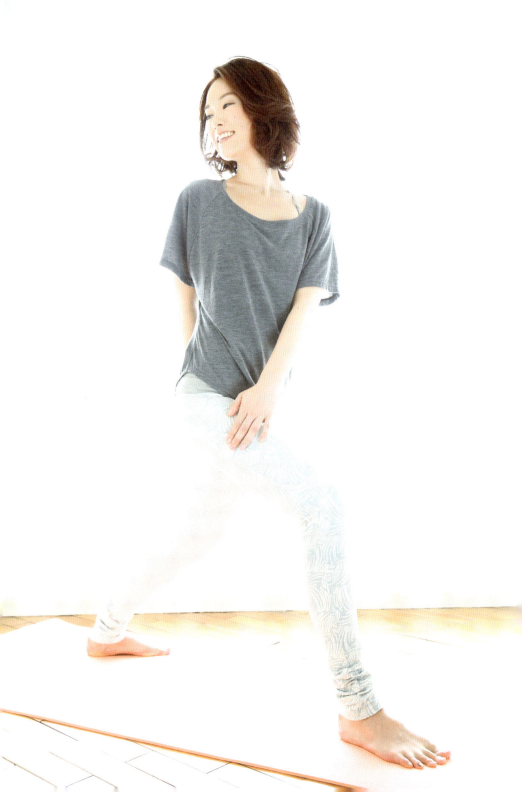

ポーズ＆プログラム

1st week

1週目は、からだの中心軸である背骨の動きを意識したポーズを行ないましょう。上半身と下半身のつながりを感じることができ、ポーズがより安定します。首のこり、肩こりなどの緩和、姿勢改善などの効果が期待できます。

1週目／1日目
猫のポーズ

【ビダーラ・アーサナ　Bidalasana】
※Bidalaは「猫」の意味

難易度： ▲　　　　　　　　　　中級

【主な効果】
- 背骨、骨盤の調整
- 股関節の柔軟性向上
- 冷え性の改善
- 集中力アップ

両手と両ひざを床につき、まさに猫の動きのように、背中を伸ばしたり、反ったりするポーズ。尾骨、おへそなどの位置や動きを意識し、呼吸に合わせて滑らかに背骨を動かしましょう。からだの各部位への意識、呼吸との連動などを確認することができ、ウォーミングアップにも適しています。

完成のポーズ

NG ポーズ
肩まわりが緊張してしまうので、ひじが曲がるのはNG。ひじを伸ばした状態で、おへそをのぞき込みます。

- 内臓を引き上げるようにおへその位置を引き上げて、背中を丸める
- 目線はおへそに。お腹の下にできるだけ大きな空間をつくる
- 尾骨の位置はできるだけ下げる
- わきを引き上げるようにひじを伸ばして、強く床を押す

プロセス

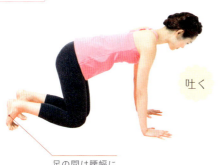

吐く

1
両手と両ひざを床につく。手は肩の下より少し前に、ひざは股関節の真下に。つま先は立てておく。目線を手の指先に向け、息を吐く。

足の間は腰幅に開く

2
手とひざの位置はそのままに、息を吸いながら背中を反らせ、同時に頭と尾骨を持ち上げる。てのひらで床を手前に引くようにしてからだの前側を伸ばす。

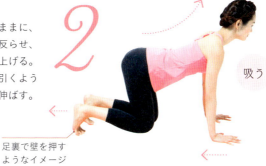

吸う

足裏で壁を押すようなイメージ

3
息を吐きながら頭を下ろし、背中を丸めてお腹をへこませる。目線はおへそに向ける。2〜3を呼吸に合わせて3回くり返す。

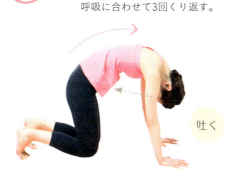

吐く

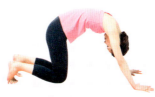

Easy ポーズ
てのひらの位置を肩の下よりもさらに前におくと、背骨の動きをより感じやすくなります。

しなやかな背筋と
理想のヒップをつくる

猫のポーズのプログラム

背骨の柔軟性を高めてしなやかな背筋をつくります。お尻まわりの筋肉も引き締めるので、きゅっと引き上がった理想のヒップを手に入れることができます。

- 健康 体幹を鍛え、からだのバランスを整える
- 美容 ヒップアップ、姿勢の改善
- メンタル 呼吸を深めて胸を開放し、爽快感を得る

目安時間
8min.

Start

1 猫のポーズ

呼吸に合わせて猫のポーズを3回くり返す。からだの前面と後ろ側の伸びを交互に意識する。

3回

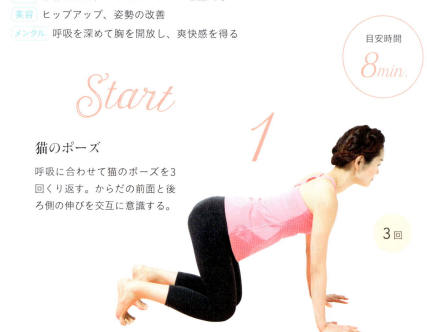

3呼吸

6 子どものポーズ (P.132) で全身をリラックス

両手で交互に床を支えながら、上体を後方に引いてお尻をかかとに落とす。全身の力を抜き、この姿勢で3呼吸。

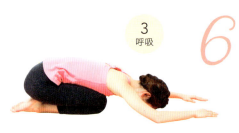

3 上半身から下半身までのつながりを感じる

左手で右脚の甲をつかむ。息を吸いながら、てのひらと足首の甲を互いに押し合うようにしながら上体、ひざを引き上げる。この姿勢で2呼吸する。1〜3を反対側も行なう。

2 体幹を強くする

左手と右脚を床と平行に伸ばす。伸ばした手と脚が両方から引っ張られているようなイメージをもつとよい。

3 呼吸

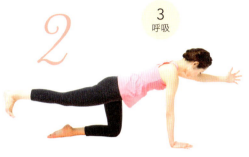

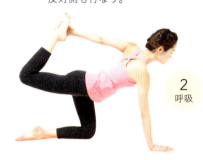

2 呼吸

4 肩の真下に両ひじをつく

四つんばいの姿勢から、肩の真下で両ひじを床につけた姿勢になる。お腹は引き上げたままで。

1 呼吸

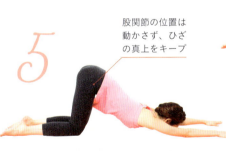

股関節の位置は動かさず、ひざの真上をキープ

5 肩周辺の緊張をとる

息を吐きながら、腕を交互に前に押し出し、両わきを気持ちよく伸ばしきる。胸の緊張をとり、あごか額を床につけて2〜3呼吸。

2〜3 呼吸

1週目／2日目

三日月のポーズ

【アンジャネーヤ・アーサナ／Anjaneyasana】
※ Anjaneyaは「礼拝」、または「賛美」の意味

難易度： 中級

【主な効果】
- 背中の引き締め
- 前太もものストレッチ
- 骨盤のゆがみの調整
- 全身の疲労緩和

後ろに伸ばした脚〜上半身〜伸ばした腕のラインが三日月のように弧を描くことからその名がついたポーズ。脚を大きく前後に開くことによる股関節のストレッチ効果が高く、骨盤のゆがみ改善も期待できます。前に出した脚の股関節に違和感があるときは、足先を外側に向けるようにして行なうとよいでしょう。

完成のポーズ

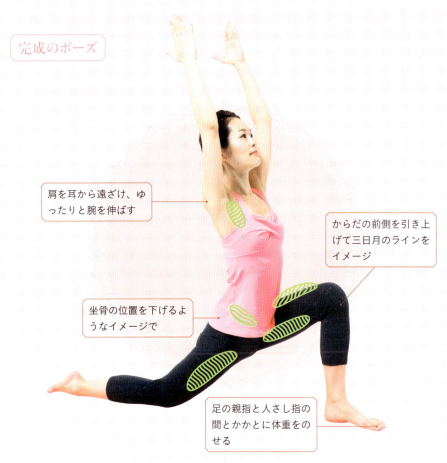

- 肩を耳から遠ざけ、ゆったりと腕を伸ばす
- からだの前側を引き上げて三日月のラインをイメージ
- 坐骨の位置を下げるようなイメージで
- 足の親指と人さし指の間とかかとに体重をのせる

> プロセス

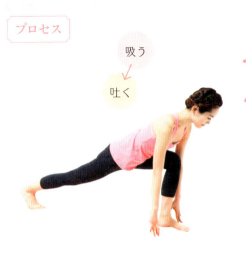

吸う
吐く

1

脚を軽く開いて真っすぐ立つ。腰に手を当て、ひざを軽く曲げたら、息を吸いながら右脚を大きく後ろに引く。左ひざをさらに曲げ、上体を前に倒して左脚の両わきに手をつき、息を吐く。

2

右ひざを床につき息を吸いながら上体を起こして両手はひざに。息を吐きながら、左脚のかかとと右脚のひざを中央に寄せるようにして内ももを引き締めつつ腰を落とす。

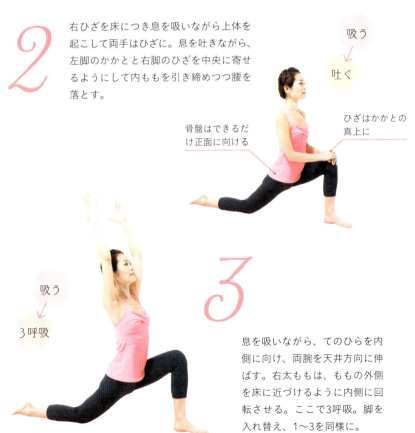

吸う
吐く

骨盤はできるだけ正面に向ける

ひざはかかとの真上に

吸う
3呼吸

3

息を吸いながら、てのひらを内側に向け、両腕を天井方向に伸ばす。右太ももは、ももの外側を床に近づけるように内側に回転させる。ここで3呼吸。脚を入れ替え、1〜3を同様に。

下半身をくまなくほぐして
腰痛も予防する

三日月のポーズのプログラム

反り腰などが原因で起こる腰痛を予防します。また、骨盤周辺と脚全体をほぐすことで血行がよくなり疲れとむくみを一掃します。

[健康] 腰痛予防、血行改善
[美容] 脚のむくみを解消、アンチエイジング
[メンタル] はつらつとした気分に

目安時間 8min.

Start

1

3呼吸

そけい部をゆったり伸ばして下半身を強化する

右脚を後ろに引いた三日月の完成のポーズで3呼吸。

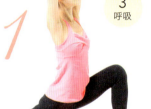

5

2〜3呼吸

左内側のそけい部をほぐす

左脚を左斜め前に、右脚を右斜め後方に引く。ひじから下は床につけて上体を倒し、左足に体重をかける。余裕がある場合は、右脚を床から浮かせてもよい。反対側の脚も1〜5を同様に行なう。

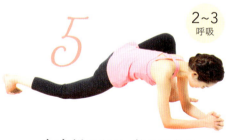

Point

正面から

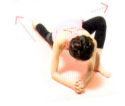

左脚を左斜め前に、右脚を右斜め後方に引くことで、股関節を前後左右に開くことができより効果的です。

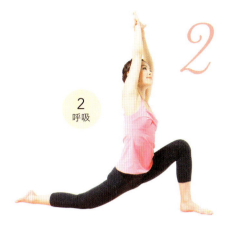

右側のそけい部、深層筋を伸ばす

左手で右手首をつかみ、息を吐きながら上体を左側に倒す。気持ちのいい伸びを感じるところでキープして2呼吸。

2 呼吸

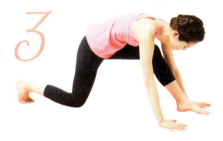

両手を床につき左脚をゆっくり伸ばす

両手を床について上体を伏せる。息を吐きながら、ゆっくりと左脚を伸ばし、お尻を後方に引く。

1 呼吸

左脚裏の筋肉を引き伸ばす

さらにお尻を後方に引いて左脚裏の筋肉を引き伸ばす。左足のつま先は天井に向け、かかとは床に押しつけつつ、手前に引くようにする。上体は、そけい部から無理のない範囲で倒す。

2〜3 呼吸

1週目／3日目
ねじりのポーズ

【アルダ・マッツェンドラ・アーサナ／Ardha Matsyendrasana】
※Ardhaは「半分」、Matsyendraは「偉大なヨギーの名前(魚の王様という意)」の意味

難易度： 中級

【主な効果】
- くびれをつくる
- 内臓機能アップ
- 便秘の解消
- 腰痛の緩和

骨盤など下半身を安定させて上体をねじるポーズ。深い呼吸とともにねじることで内臓の働きも活性化。毒素の排出も促しエネルギー代謝がアップします。内側から外側へ、からだがほぐれていく心地よさを感じるためにも、ポーズごとに正しい呼吸を行ないながら、からだを動かしましょう。

完成のポーズ

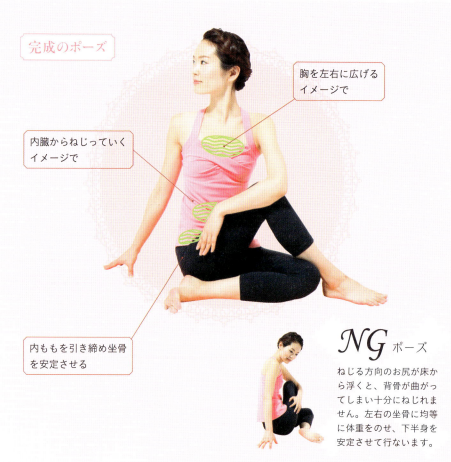

胸を左右に広げるイメージで

内臓からねじっていくイメージで

内ももを引き締め坐骨を安定させる

NG ポーズ

ねじる方向のお尻が床から浮くと、背骨が曲がってしまい十分にねじれません。左右の坐骨に均等に体重をのせ、下半身を安定させて行ないます。

> プロセス

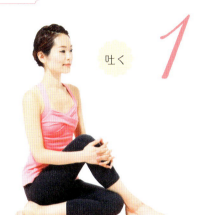

吐く

1

床に座り、左ひざを曲げてかかとをお尻の右側につける。右ひざは立て、左脚をまたぐように足を左ひざの外側に。右ひざの下で両手を重ね、背骨を伸ばす。ここでひと息吐く。

2

吸う

右手指先を右後方の床につけ、からだを支える。息を吸いながら、左腕を天井に向けて伸ばし、上半身を右回りにねじる。左体側と背骨を引き上げるように意識。左右の坐骨はどっしりと根づく感覚を保つ。

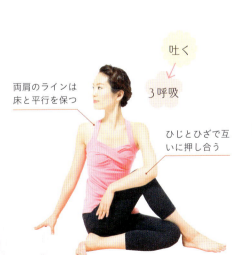

吐く

3呼吸

両肩のラインは床と平行を保つ

ひじとひざで互いに押し合う

3

左腕を下ろし、息を吐きながら左ひじを右ひざの外側につけ、手は太ももに。左ひじと右ひざで押し合いながら上半身をさらに右にねじり、ここで3呼吸。脚を入れ替えて1〜3を同様に。

便秘を解消し
ウエストのくびれを手に入れる

ねじりのポーズのプログラム

ウエストを深く効果的にねじることで、内臓の不調を改善します。便秘解消などのデトックス作用もあり、ウエストもきゅっと引き締まります。

健康 骨盤のゆがみを整える、内臓不調を改善
美容 アンチエイジング、デトックス
メンタル 心のデトックス、雑念が浮かびにくくなる

目安時間 8min.

Start

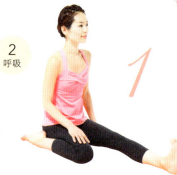

2 呼吸

右の太ももの内側を床に近づける

杖のポーズ（P.25）から右脚を折り曲げ、片脚の英雄座になる。右内ももを床に近づける。

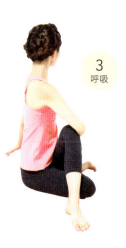

3 呼吸

自然なねじりの深まりを実感する

左脚を立てねじりのポーズで上半身をねじる。息を吐きながら右の仙骨から左肩に向かってねじりを深めていくイメージで3呼吸。反対側も1～6を同様に行なう。

右太ももを内側に回して
ねじりはじめる

両手を左腰側の床につき、右太ももを内側に回転させることで上体を左にねじる。手で床を押してお腹を縦に引き伸ばす。

杖のポーズ (P.25) で
すねを引き締める

ゆっくりと上体を正面に戻し右脚を前に伸ばす。足先を天井に向け、脚の内側ラインを長く保つ。

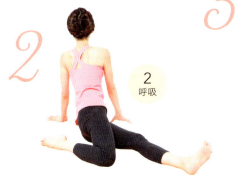

右仙骨から左肩に
向かってさらにねじる

脚の内側ラインを伸ばし、両体側を引き上げながら上体を後方に倒す。ウエストの引き締めを感じながら、2～3呼吸。ゆっくりと上体を正面に戻す。

すねの引き締めを
保ったままねじる

杖のポーズ（P.25）から両手を左斜め後方につく。右のお尻を浮かせながら、上半身を左側にねじる。

親指のつけ根を押し出す

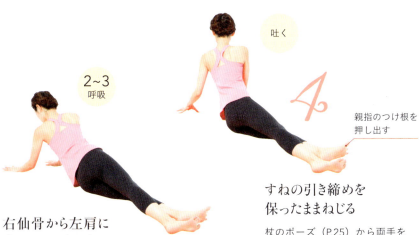

1週目／4日目

脚を開くポーズ

【ウパヴィシュタ・コーナ・アーサナ／Upavistha Konasana】
※Upavisthaは「座って」、Konaは「曲げる」、「角度」の意味

難易度： ▲　　　　　　　　　　中級

【主な効果】
- 婦人科系の不調改善
- 下半身の冷えの緩和
- 脚のむくみを解消
- 内ももの引き締め

床に座って脚を大きく開き、上体を前に倒すポーズ。ほどよい心地よさを感じられる範囲でできるだけ大きく脚を開き、呼吸と連動させて上体を倒しましょう。ふだん刺激しにくい脚の内側やコリやすい腰まわりがストレッチできるほか、骨盤まわりの血流がアップするため、婦人科系の不調改善効果も。

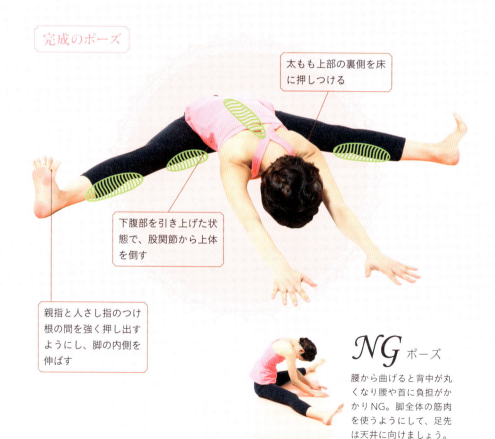

完成のポーズ

太もも上部の裏側を床に押しつける

下腹部を引き上げた状態で、股関節から上体を倒す

親指と人さし指のつけ根の間を強く押し出すようにし、脚の内側を伸ばす

NG ポーズ

腰から曲げると背中が丸くなり腰や首に負担がかかりNG。脚全体の筋肉を使うようにして、足先は天井に向けましょう。

> プロセス

1 床に座り、脚を無理のない範囲で開く。骨盤を立てて左右の坐骨を床につけ、両手は腰の後ろにつく。背骨の下の方が床に引っ張られているとイメージし、息を吸いながら下腹部を引き上げる。

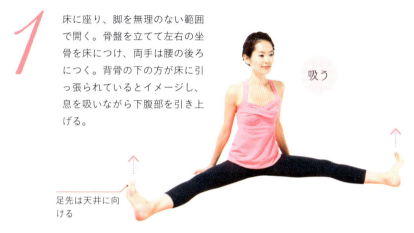

吸う

足先は天井に向ける

吐く
3呼吸

足首を立て、親指と人さし指のつけ根間を押し出す

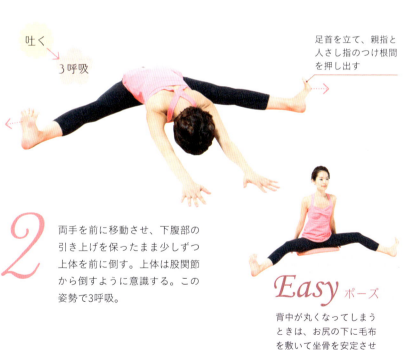

2 両手を前に移動させ、下腹部の引き上げを保ったまま少しずつ上体を前に倒す。上体は股関節から倒すように意識する。この姿勢で3呼吸。

Easy ポーズ

背中が丸くなってしまうときは、お尻の下に毛布を敷いて坐骨を安定させ上体を引き上げます。

生理痛や冷え性など
女性特有の悩みを和らげる

脚を開くポーズのプログラム

股関節、骨盤周辺に刺激を与えることでリンパや血液の流れをよくするので、生理痛や冷え性の改善が期待できます。

健康　生理痛や冷え性の改善、ホルモンバランスや血行不良を整える
美容　脚の引き締め、むくみ緩和
メンタル　穏やかな精神状態に整える

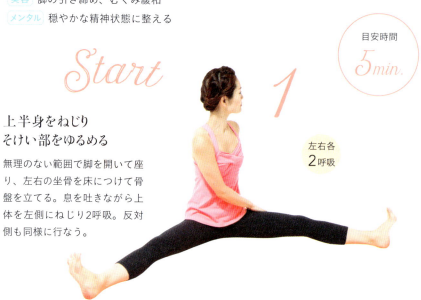

Start

1

目安時間
5min.

左右各
2呼吸

上半身をねじりそけい部をゆるめる

無理のない範囲で脚を開いて座り、左右の坐骨を床につけて骨盤を立てる。息を吐きながら上体を左側にねじり2呼吸。反対側も同様に行なう。

Point

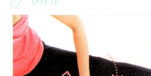

手の甲側の指をひざの裏にはさむ。手首でひざの内側を押し上げるようにしてひざ裏の伸びすぎを防ぎます。

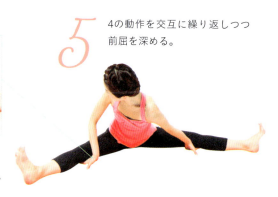

5

4の動作を交互に繰り返しつつ前屈を深める。

骨盤を前後に動かす

手で床を支え、ひざを軽く曲げてかかとを突き出した状態で、骨盤を前後に動かす。

骨盤が前のとき　　骨盤が後ろのとき

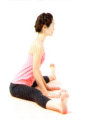 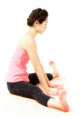

2　5回程度

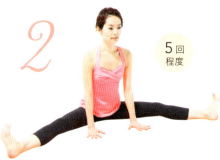

骨盤で円を描くようにして股関節をゆるめる

手を腰の後ろにつき、できる範囲で骨盤を、円を描くように回転させる。

3　左右 2〜3回

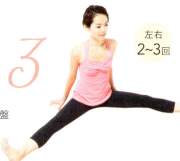

左右交互に 2〜3回ずつ

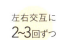

ひざを守りながら安全に前屈を深める

4　両手の甲側の指をひざ裏にはさむ。息を吐きながら上体を左にねじり右手首でひざの内側を押し上げる。このとき仙骨右側あたりからねじるイメージをもつとよい。

1週目／5日目
うさぎのポーズ

【シャシャンガ・アーサナ／Sasamgasana】
※ Sasa は「野うさぎ」、または「月」、Samga「一緒に」の意味

難易度： 中級

【主な効果】
- リラックス効果
- 目の疲れを解消
- 背中の引き締め
- 肩こりの緩和

頭頂部を床につけ、両腕を天井に向けて上げる形がうさぎの耳に似ていることからその名がついたポーズ。頭頂部には百会というツボがあり、適度な刺激でリラックス効果や目の疲れの解消などが期待できます。眠りの質がアップするため、睡眠前にもおすすめのポーズです。

完成のポーズ

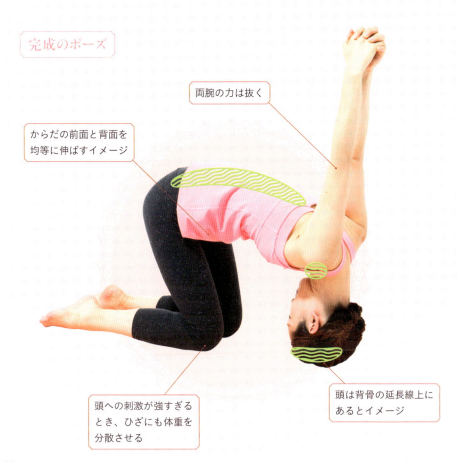

- 両腕の力は抜く
- からだの前面と背面を均等に伸ばすイメージ
- 頭への刺激が強すぎるとき、ひざにも体重を分散させる
- 頭は背骨の延長線上にあるとイメージ

プロセス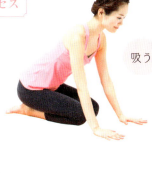

吸う

1 床に正座する。脚は腰幅程度に開き、つま先はそろえる。上体を前に倒し、ひざから約10cm向こう側で両てのひらを床につける。ここでひと息吸う。

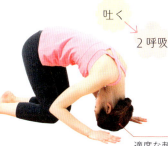

吐く
2呼吸

2 息を吐きながらお尻をゆっくりと持ち上げ、左右の手の間の床に頭頂部をつける。のどの奥をゆるめ、ゆっくりと2呼吸。

適度な刺激の心地よいポイントを探して

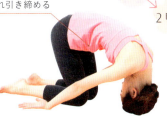

下腹に軽く力を入れ引き締める

吸う
2呼吸

3 頭とひざでからだを支え、体勢を安定させたら、息を吸いながら両腕を脚の外側で後方に伸ばす。てのひらは上に向けて。

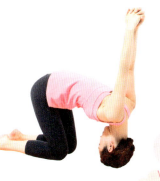

4 さらに余裕があれば腰の後ろで両手を組み、息を吸いながら両腕を天井に向けて上げる。ここで2呼吸。

吸う
2呼吸

Advice
● 血圧の高い人は、長時間のポーズのキープを控えましょう。
● 3、4は首の負担が大きいので、はじめのうちは2まででOK。ひざにも体重を分散させて無理のない範囲で行ないましょう。

長時間のデスクワークで頭や首がガチガチに緊張しているときに

うさぎのポーズのプログラム

長時間のパソコン作業やアイデアが浮かばず行き詰まっているときに行ないたいプログラムです。頭がすっきりして、目や首まわりの疲労を和らげます。

- 健康 　首のこりを改善、眼精疲労を和らげる、便秘解消
- 美容 　首のラインを美しく
- メンタル　精神集中、頭すっきり

目安時間
8min.

Start

1 右ひざ横で手首を合わせる

正座をして両手を右ひざの横につく。両手首を合わせて180度に開き、息を吸って背骨を伸ばす。

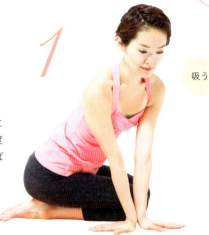

吸う

6 子どものポーズ(P.132)で休息する

こぶしを重ねて、その上に額を休ませる。ゆったりとした呼吸で頭部の血流を落ち着かせ胸に呼吸を届けるイメージ。

3呼吸

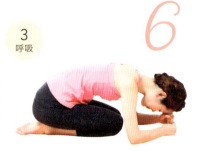

顔を後方に向け上体を倒す

息を吐きながら、両手を左右均等に床に滑らせるようにして開く。頭は床に、目線は後方に向ける。首の後ろの伸びとのどの緊張がゆるむのを感じる。上体を元に戻し、左側も同様に。

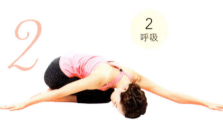

2呼吸

3 両手の角度を90°〜120°の範囲内で行なう

右手の位置は、1と同じままで左手先を90°〜120°の位置におく。息を吸って背骨を伸ばす。

吸う

Advice
両手の角度を180°→120°→90°の順に難易度を上げて行なうのがおすすめです。3回行なうと、首の緊張が十分にとれます。

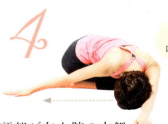

うさぎのポーズで頭頂を刺激する

正座に戻り、うさぎのポーズに移行して3呼吸する（両手の位置はP.51のどれでもよい）。のどの奥をゆるめ背骨から頭頂までのつながりを感じる。

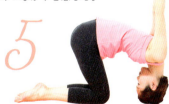

3呼吸

4 後頭部が左上腕の内側におさまるように伏せていく

顔は後方に向け、息を吐きながら指先の角度の方向に両手を滑らせて伏せていく。後頭部は左上腕の内側におさまるようにする。上体を起こして左側も同様に。

2呼吸

1週目／6日目
賢者のバランスのポーズ

【エーカ・パーダ・ガーラヴァ・アーサナ／Eka Pada Galavasana】
※Ekaは「1」、Padaは「脚」、Galavaは「賢人ガーラヴァ（の名）」の意味

難易度：　　　　　　　　　　　▲　中級

【主な効果】
- ヒップにハリを出す
- 太ももを引き締める
- 骨盤のゆがみを整える
- 猫背改善

片脚立ちで腰を落として、体勢をキープするポーズ。重心を下腹部に落とし、バランスをとることで体幹が強化できます。お尻、太もものストレッチや引き締め効果も。はじめは、プロセス2まででOK。P.29の四の字ストレッチをあらかじめ行なうとポーズが安定しやすくなります。

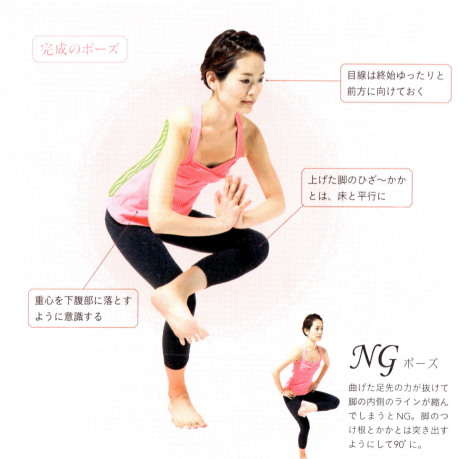

完成のポーズ

目線は終始ゆったりと前方に向けておく

上げた脚のひざ〜かかとは、床と平行に

重心を下腹部に落とすように意識する

NG ポーズ

曲げた足先の力が抜けて脚の内側のラインが縮んでしまうとNG。脚のつけ根とかかとは突き出すようにして90°に。

> プロセス

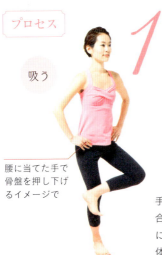

吸う

腰に当てた手で骨盤を押し下げるイメージで

1 軽く脚を開いて立ち、下腹部に力を入れる。腰に手をおき、両ひざを軽く曲げたら、左足の足裏を右側に向けて外くるぶし側を右ひざにつけ、息を吸う。

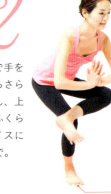

吐く　2呼吸

2 手を腰から離し、胸の前で手を合わせる。息を吐きながらさらにひざを曲げて腰を落とし、上体を前に傾けて両手と左ふくらはぎを近づけて2呼吸。イスに腰かけるようなイメージで。

足裏全体でバランスをとる

3

吸う

両手を離し、息を吸いながらさらに上体を倒して床に手の指をつける。

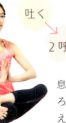

吐く　2呼吸

4 息を吐きながら腰をゆっくり下ろし、右脚のかかとでお尻を支える。両手を床から離し、胸の前で合掌して2呼吸。

Advice
➡ ポーズがとりにくい人は、四の字ストレッチ（P.29）をあらかじめ行なうと安定しやすくなります。
➡ 2が完成のポーズですが、慣れてきたら3→4を行なうとさらに効果的です。

Easy ポーズ

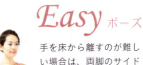

手を床から離すのが難しい場合は、両脚のサイドにブロック（P.31）を置いて支えてもよい。

1週目／6日目

1週目／6日目
腰かけのポーズ

【ウットゥカータ・アーサナ　Utkatasana】
※Utkataは「力強い」の意味

難易度：　中級

【主な効果】
- 脚全体の引き締め
- 背中のストレッチ
- 体幹部の強化
- 精神の安定

イスに腰をかけるように腰を落とすポーズ。両腕、背中、胸、お腹、お尻、太ももの前後、ふくらはぎなど、全身をすみずみまで伸ばすことができます。腰を落として負荷をかけるため下半身の引き締め効果も。実際にイスに腰をかけるイメージで行なうと上半身を力ませることなく安定します。

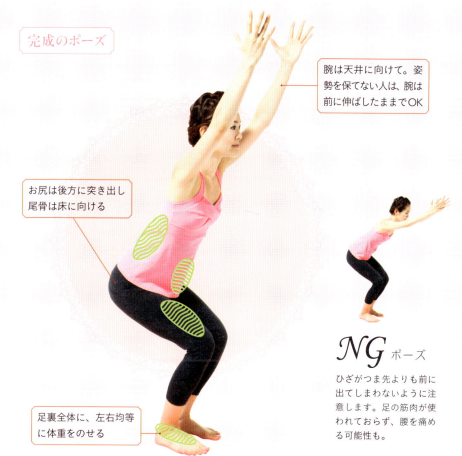

完成のポーズ

腕は天井に向けて。姿勢を保てない人は、腕は前に伸ばしたままでOK

お尻は後方に突き出し尾骨は床に向ける

足裏全体に、左右均等に体重をのせる

NG ポーズ
ひざがつま先よりも前に出てしまわないように注意します。足の筋肉が使われておらず、腰を痛める可能性も。

> プロセス

吸う

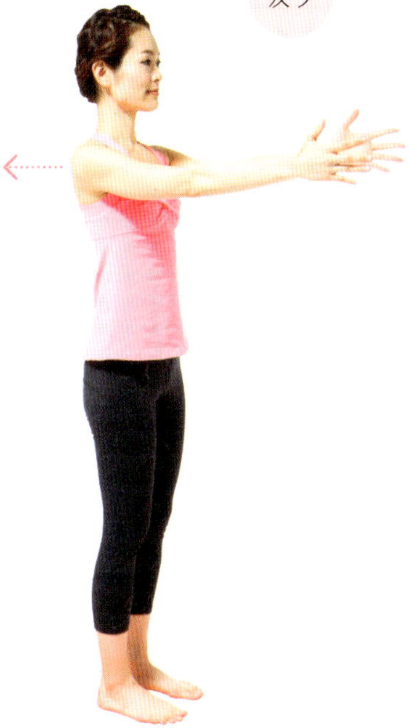

1

脚をそろえて立つ。息を吸いながら、両腕を肩の高さで正面に伸ばす。てのひらは内側に向けて。両腕を正面に伸ばしたまま、肩を一度後方に引き、姿勢を整える。

吐く

3呼吸

2

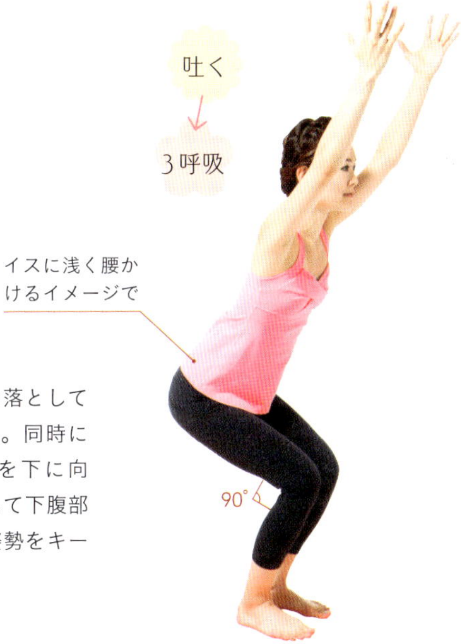

イスに浅く腰かけるイメージで

息を吐きながら、腰を落として両ひざを90°に曲げる。同時に両腕を上げる。尾骨を下に向け、かかとで床を押して下腹部を引き締める。この姿勢をキープしたまま、3呼吸。

90°

二の腕、太もも、ふくらはぎをスリムにする

賢者のバランスのポーズ＆腰かけのポーズのプログラム

二の腕や脚を引き締め美しくします。骨盤のゆがみを改善して足腰を強くするので、腰かけのポーズが楽にできるようになります。

健康 骨盤のゆがみを整える
美容 二の腕や脚のラインを引き締め美しくする、デトックス
メンタル 胸を開放し、意欲がわく

Start

目安時間 5min.

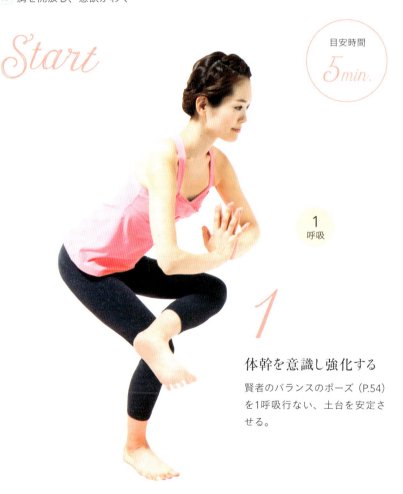

1 呼吸

1

体幹を意識し強化する

賢者のバランスのポーズ（P.54）を1呼吸行ない、土台を安定させる。

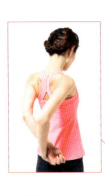

Point
二の腕は外側へ、ひじから下は内側に向けて回すことを意識しながら腕を引き上げていく感覚を意識します。肩まわりをほぐす①（P.27）参照。

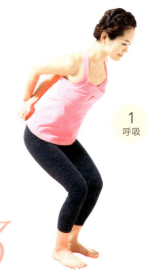

2〜3呼吸

1呼吸

2 胸を開き下腹部を引き上げる
腰の後ろで手首をクロスさせて組む。ひじを深く曲げ、手首を左右に引き離すように押し合い、胸をつり上げて左右に開く。

3 からだ全体が引き締まった感覚と安定感を感じる
左脚をゆっくり下ろす。下腹部の引き上がった感覚と下半身の引き締めを保つ。

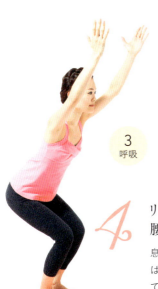

3呼吸

4 リラックスして腰かけのポーズを行なう
息を吸いながら両腕を天井に向かって伸ばす。肩はくつろがせ尾骨を下方に向けて下半身を安定させる。反対側の脚も1〜4を同様に行なう。

1週目／7日目 〜リラックスポーズ〜

ヴィパリタカラニ

【Viparita Karani Dandasana】
※ Viparita は「逆転」、Karani は「動き」の意味

難易度： 中級

【主な効果】
- 下半身のむくみ解消
- ストレス緩和
- 自律神経を整える
- 不眠改善

「ヴィパリタ」は逆転、「カラニ」は動きという意味をもつポーズ。両脚を上げて「逆さ」にし、下半身を重力から解放します。より心地よく行なえるよう毛布を使用するポーズを基本とし、バリエーションも紹介します。自律神経のバランスを整え、眠りの質も高めます。

完成のポーズ

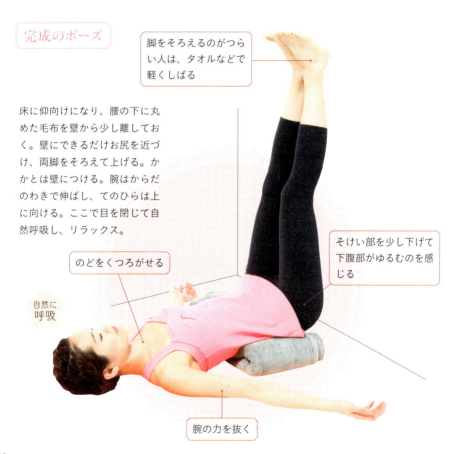

床に仰向けになり、腰の下に丸めた毛布を壁から少し離しておく。壁にできるだけお尻を近づけ、両脚をそろえて上げる。かかとは壁につける。腕はからだのわきで伸ばし、てのひらは上に向ける。ここで目を閉じて自然呼吸し、リラックス。

- 脚をそろえるのがつらい人は、タオルなどで軽くしばる
- のどをくつろがせる
- 自然に呼吸
- そけい部を少し下げて下腹部がゆるむのを感じる
- 腕の力を抜く

バリエーション

Variation 1

床に仰向けになり、できるだけお尻を壁に近づける。脚を開いてひざを曲げ、足指のつけ根同士を合わせて壁につける。手はひざの上に添えて。目を閉じて自然呼吸し、リラックス。

自然に呼吸

Variation 2

ヴィパルタカラニの状態から足裏を壁につけてお尻を浮かせる。両腕を床に押しつけ、肩に体重をのせてバランスをとる。目を閉じて自然呼吸し、リラックス。

自然に呼吸

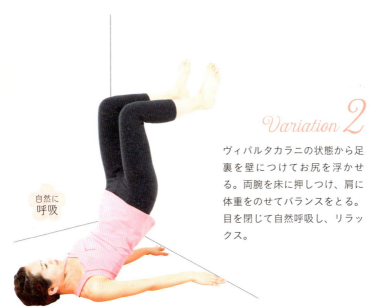

腹式呼吸をしてみよう

日常の忙しさから離れてゆったりとアーサナに取り組み、瞑想を深めるためにリラックスした腹式呼吸を感じてみましょう。

腹式呼吸のやり方

腹式呼吸とは、横隔膜（肺と内臓を分ける膜状の筋肉）を上下に動かすことで肺の大きさを変える呼吸法のこと。横隔膜が上下すると内臓が大きく動くため、からだの内部が活性化し、便秘、婦人科系のトラブルの改善に役立ちます。さらに、自律神経が整う、アーサナが安定しやすくなる、といったメリットも！　横隔膜呼吸とも呼ばれます。

こんなときに
- 緊張をやわらげたいとき
- イライラを鎮めたいとき
- 夜、なかなか寝つけないとき

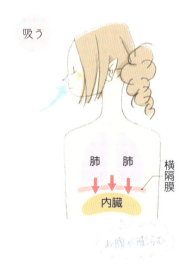

鼻からゆっくり息を吸い込み、お腹に空気を送ります。おへその下（丹田）に意識を向け、お腹が膨らむのを感じながら行ないましょう。このとき、横隔膜は下に下がり、それに引っ張られて肺は下に膨らみます。

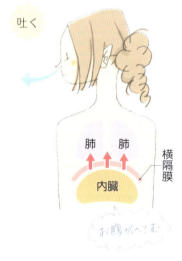

鼻から息を吐き出します。お腹のなかの空気をすべて出し、おへそと背中をくっつけるイメージです。このとき、横隔膜は上に上がり、肺は縮みます。

腹式呼吸を意識する方法いろいろ

腹式呼吸を意識する方法をいくつか紹介します。
いろいろと試して自分に合った方法を見つけてください。

トレーニング法①

仰向けになり、すやすやと寝ている赤ん坊をイメージしながら腹式呼吸を行ないます。このとき、胸とお腹に手を置き、お腹だけが動いているのを確認しましょう。仰向けの姿勢のほうが横隔膜が動きやすいため、簡単に腹式呼吸ができます。

トレーニング法②

お腹に手を当てて、お腹がへこむまで息を吐ききります。そのまま息を5秒ほど止めて鼻から息を大きく吸うと、お腹が膨らむのがわかるはず。吐く際にお腹をへこませると、息を吸ったときに自然とお腹が膨らみ、腹式呼吸をしやすくなります。

トレーニング法③

両耳を指で数回引っ張ってから、腹式呼吸を行ないます。耳を引っ張ると頭蓋骨の中心にある蝶形骨がゆるみ、蝶形骨と筋膜でつながっている横隔膜もゆるみます。そのため、腹式呼吸がしやすくなるのです。

トレーニング法④

足を肩幅に開いて立ち、上半身を床と平行になる程度まで倒します。お腹に手を当てて、腹式呼吸をしましょう。上半身を倒すと胸郭が動きにくくなり、腹式呼吸がしやすくなります。

胸式呼吸との違い

私たちの多くは、ふだん、腹式呼吸ではなく胸式呼吸を行なっています。イスに座って手を胸とお腹に置き、自然に呼吸をしてみてください。お腹ではなく胸（胸郭）が動いていたら、それは胸式呼吸をしている証拠。胸式呼吸では、息を吸うと胸郭が広がり、息を吐くと胸郭が狭まります。

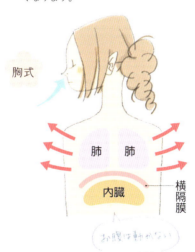

Column その他の呼吸法①

完全式呼吸

腹式呼吸と胸式呼吸を同時に行なう完全式呼吸は、ヨガにおいてもっとも理想とされる呼吸法。肺をたくさん活用するため、体内により多くのプラーナを取り込めます。

【やり方】鼻から息を吸い、お腹に空気を入れて膨らませたら、続いては肋骨を広げながら胸にも息を入れていきます。吐くときは、肋骨を内側に閉じ、お腹を引っ込めればOK。

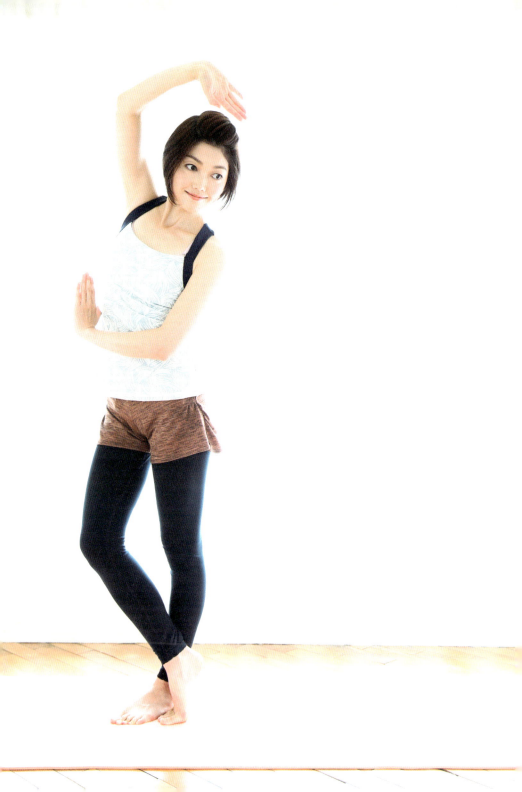

ポーズ＆プログラム

2nd week

2週目は、下半身を鍛えるアーサナに挑戦しましょう。ふだん意識しない内ももやすねなどの筋肉を使い、左右のバランスを整え引き締まった下半身を目指します。血行促進、脂肪燃焼、むくみ、冷え性の改善などが期待できます。

2週目／1日目
押し上げのポーズ
【ウールドゥヴァ・バッダ・ハスタ・アーサナ　Urdhva Baddha Hastasana】
※Urdhvaは「上向き」、Baddhaは「縛られた」、Hastaは「手」の意味

難易度：中級

【主な効果】
- 背骨のゆがみを整える
- ウエストをすっきり
- リフレッシュ
- 二の腕の引き締め

腕を押し上げるように伸ばし、からだを左右に傾けるポーズは、朝日が昇る様子をイメージしています。体側が伸びる心地よさを感じながら呼吸を深め、背骨のゆがみも整えて姿勢を改善。大きな動きで全身に刺激を与えることができるため、ウォーミングアップにも最適なポーズです。

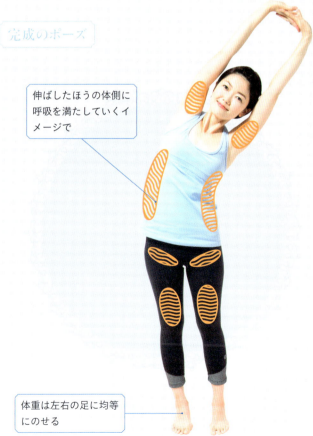

完成のポーズ

伸ばしたほうの体側に呼吸を満たしていくイメージで

体重は左右の足に均等にのせる

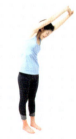

NG ポーズ

からだを倒すときに、上体が前に傾いたり、骨盤が斜め前に向いてしまうのはNG。顔、胸、骨盤は正面に向け、からだは真横に倒します。

プロセス

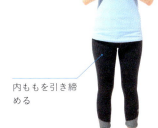

自然に呼吸

内ももを引き締める

1 脚を軽く開いて立つ。両手を胸の前で合わせ、指を組む。体重は左右の足の親指のつけ根に均等にのせ、内ももは軽く力を入れておく。

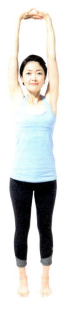

吸う

2 手の指を組んだまま手のひらを返し、息を吸いながら両腕を天井に向けて伸ばす。腕は耳の横にくるように。

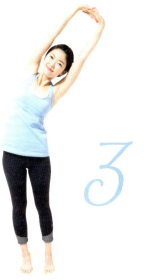

吐く
↓
3呼吸
↓
吸う

3 腕を伸ばしたまま、息を吐きながら上体を左に倒す。体側部の伸びを感じながら、ここで3呼吸。息を吸いながら2に戻り、上体を右に倒す。指を左右入れ替えて手を組み、1〜3を同様に。

全身をリフレッシュして
運動不足も解消

押し上げのポーズのプログラム

全身を引き伸ばして気持ちをリフレッシュさせるプログラムです。つま先立ちの屈伸は脚全体の筋肉バランスを整え、瞑想時に安定して長く座れるようになります。また、運動不足解消にも最適です。

健康　全身をリフレッシュ、手足の冷えを改善
美容　からだ全体のラインを整え、むくみを解消
メンタル　気持ちをすっきりさせる

目安時間　8min.

Start

1　全身を引き伸ばす

脚を軽く開いて立ち、胸の前で指を組む。息を吸いながらてのひらを返して天井に向かって腕を上げる。

3呼吸

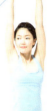

2呼吸

右手首を上に突き出すように

2　上半身を左右にねじる

息を吐きながら、右の骨盤は正面に押し出しながら、ウエストから上体を右にねじって2呼吸。左側も同様に行ない一度腕を下ろす。

Advice

6→7でひざに痛みがあるときは、軽い屈伸でやめておきましょう。また、ぐらつきそうな人は、壁や机の横で行ない、片手で補助しながら行なうとよいでしょう。

7　スクワットして下半身を強くする

息を吐きながら腰を落とし、お尻とかかとを近づける。息を吸いながら腰を持ち上げて6の姿勢に戻る。6→7を5～6回程度くり返す。慣れてきたら回数を10回程度に増やすとよい。

5～6回

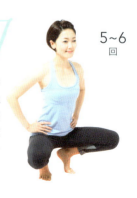

4 体側を効果的に伸ばす

両腕を上げて頭上で手首をクロスする。息を吐きながら、腕を左側に倒して右体側を引き伸ばす。気持ちのいい伸びを感じるところでキープして2呼吸。左側も同様に行なう。

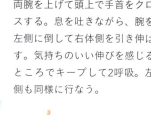

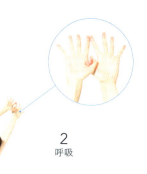

3

2呼吸

からだの内側の深層部を伸ばす

腕を上げて両手の親指をクロスさせる。息を吐きながら、腕を左側に倒してからだの内側の伸びを感じる。気持ちのいいところでキープして2呼吸。左側も同様に行ない一度腕を下ろす。

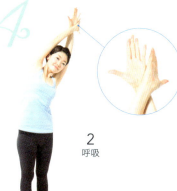

2呼吸

6

1呼吸

つま先立ちになり、全身のバランスをとる

息を吸いながら両足のかかとを引き上げてつま先立ちになる。このとき、足の親指と人さし指の間に力を入れて床を押しつけることを意識し、全身のバランスを保つ。

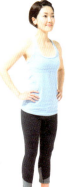

5

1呼吸

内ももを引き締め下半身の安定を感じる

両足のかかとをつけて立ち、足先を軽く広げる。両手を腰におく。

2週目／2日目
弓のポーズ
【ダヌラ・アーサナ／Dhanurasana】
※Dhanuraは「弓」の意味

難易度： 中級

【主な効果】
- お尻を引き締める
- 前太ももをすっきり
- 猫背の改善
- 不眠の緩和
- 便秘改善

うつ伏せになって、上体と脚を反らせることで、からだの前面が弓のような弧を描くポーズ。太ももの前側などからだの前面が伸びるほどにからだの裏側にも刺激を与えることができます。腰だけで反るのではなく、からだ全体で美しい弧を描くイメージをもちましょう。

完成のポーズ

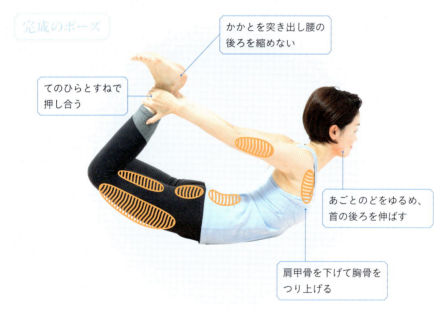

- かかとを突き出し腰の後ろを縮めない
- てのひらとすねで押し合う
- あごのどをゆるめ、首の後ろを伸ばす
- 肩甲骨を下げて胸骨をつり上げる

NGポーズ

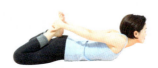

2〜3のときに両ひざが離れてしまうと、腰に負担がかかり、腰を痛める原因に。脚は腰幅程度に閉じて行ないます。

> プロセス

1

床にうつ伏せになり、上体を少し起こす。手は胸の横に。ひざは90°に曲げ、足裏で天井を押すようにかかとを突き出す。息を吐きながら脚をつけ根から左右交互に持ち上げる。左右各2〜3回ずつ行なう。

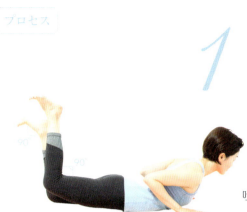

吐く

2

ひざを深く曲げ、両手で左右の足首をつかむ。このとき、あごを引き目線は胸に向ける。ここでひと息吐く。

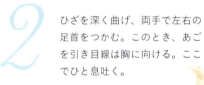

かかとは突き出した状態を保つ

吐く

あごを引き目線を胸に

3

息を吸いながらてのひらとすねで互いに押し合うようにして上体を引き上げる。このときかかとを突き出し、太もも裏を引き締める。ここで2〜3呼吸。

足裏は天井に向ける

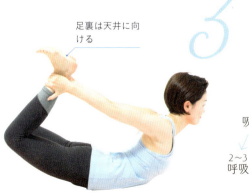

吸う
↓
2〜3呼吸

全身のゆがみを整えて、美しい背中を手に入れる

弓のポーズのプログラム

全身をねじったり反ったりしながらゆがみを整えるプログラムです。ゆがみを整えて姿勢を美しくするだけでなく、代謝も上げて内臓の調子も整えます。

- 健康 腰痛防止、便秘解消、内臓の調子を整える
- 美容 背中やバストラインを美しく、太ももすっきり
- メンタル 胸が開放され社交的になる、不安の軽減

目安時間 10min

Start

1 からだの左側を下にして横向きに寝る

からだの左側を下にして横向きに寝る。右手を胸の前につき、右脚を90°に曲げてひざを床につける。

2呼吸

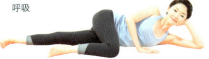

2 左脚を後方に歩かせていく

左脚を足先で歩くようにしてできるだけ後方に引き、太ももの前側を床に近づける。左脚全体に力を入れて2呼吸。

2呼吸

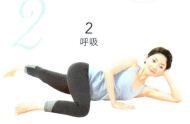

8 腰の負担を感じない弓のポーズ

7からそのままひざを曲げ吸う息で弓のポーズに。このとき、肩甲骨周辺の筋肉と大胸筋を気持ちよく広げるようにして上体を引き上げる。

2~3呼吸

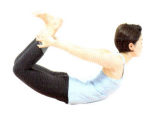

3

左足先から右肩にかけて対角線上で反る

右手で左足首をとる。息を吸いながらてのひらと足首を互いに押し合うようにして左脚を引き上げる。この姿勢で2呼吸。

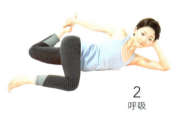

2呼吸

4

上体をねじり、胸を大きく広げる

息を吐きながら上半身を天井に向けるようにねじる。左手は伸ばして床につける。左足先からおへそを通り右肩にかけて対角線上で反りを深めるイメージで。この姿勢で2〜3呼吸。

2〜3呼吸

5

うつ伏せになって休む

ゆっくりとうつ伏せの姿勢に戻り、額の下で互いのひじを持って休む。この姿勢で3呼吸。

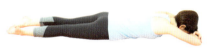

3呼吸

7

両手首を組んで上体を引き上げる

両手首を腰の後ろでクロスし、手首を押し合いながら、両ひじをゆっくり後方に伸ばし、上体を起こす。あごを引き、目線は斜め下に。

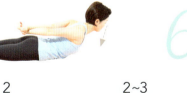

2呼吸

6

片脚の弓のポーズで片側を反らせる

左腕で床を押して上体を引き上げ、右手で右足首をとる。息を吸いながらてのひらと足首を互いに押し合い、右脚を引き上げかかとを突き出す。この姿勢で2〜3呼吸。5の姿勢に戻りからだを休める。1〜6を反対側でも同様に行なう。

2〜3呼吸

2週目／3日目

ワニのポーズ

【シャタラ・パリヴァルタナ・アーサナ　Jathara Parivartanasana】
※Jatharaは「腹」、または「胃」、Parivartanaは「ねじる」の意味

難易度：　　　　　　　　　　　　　中級

【主な効果】
- 腰痛を緩和
- 背骨のゆがみ調整
- 深い眠りを促す
- リラックス

曲げたひざを左右に倒す動きが、ワニが左右にしっぽを振る動きに似ていることが名前の由来。腰が伸びることで腰のコリがとれ、ひざを抱えることで下腹部を刺激して便秘を解消する効果が期待できます。マイルドなねじりで背骨の緊張がゆるみ、心身がほぐされます。

完成のポーズ

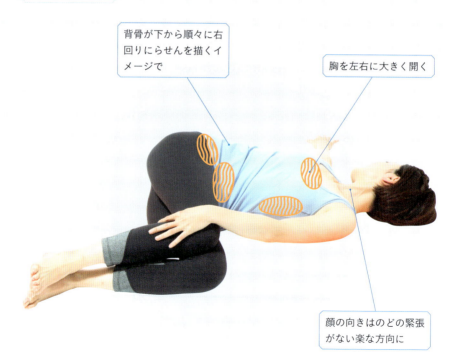

背骨が下から順々に右回りにらせんを描くイメージで

胸を左右に大きく開く

顔の向きはのどの緊張がない楽な方向に

> プロセス

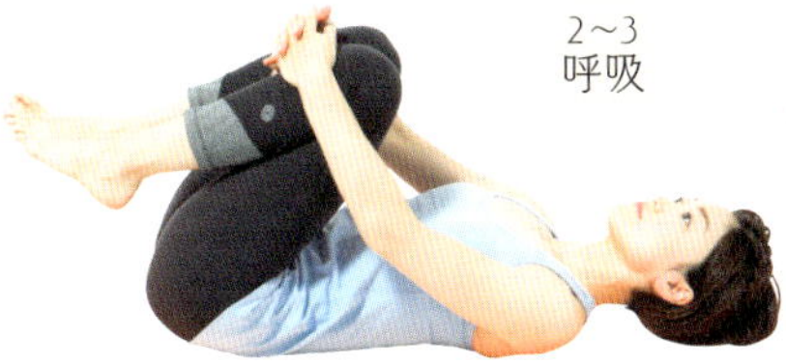

1

2〜3呼吸

床に仰向けになり、息を吐きながら両ひざを抱える。両ひざを胸に近づけ肩はくつろがせる。

2

ひざを曲げたまま手をほどき、からだの左側を下にして横に倒れる。息を吐きながら、手はひざの上に。からだの力を抜き、目を軽く閉じる。

吐く

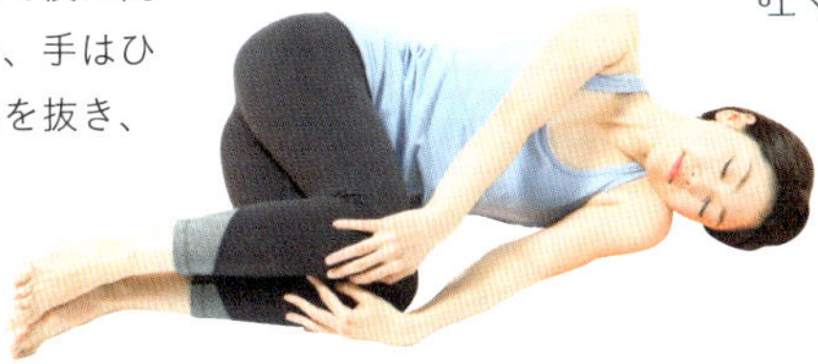

3

吸う

右ひざを左手で押さえ、息を吸いながら右腕を頭の方向に伸ばす。体側の心地よい伸びを感じる。

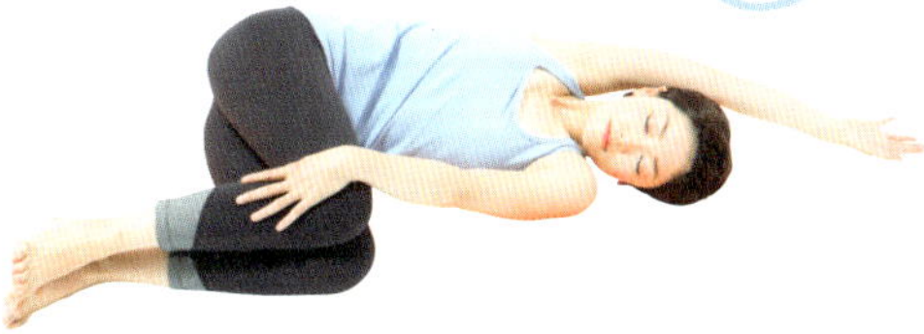

吐く → 3呼吸

4

息を吐きながら上体を右側にねじり、右腕を右肩の横に伸ばす。両肩をくつろがせ顔も楽な方向にして、ゆるんだ背骨を感じる。この姿勢で3呼吸。1〜4を反対側も同様に。

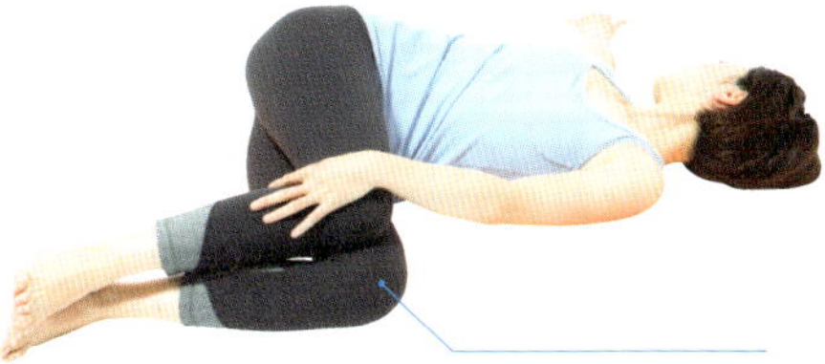

両ひざを胸の方に近づけるとさらに背骨がゆるむ。

背骨をゆるめ、
リラックスした深い眠りを導く

ワニのポーズのプログラム

不眠で悩む人におすすめのプログラムです。背骨をねじり、リラックスさせることでくつろぎや安眠を導くことができます。

[健康] 不眠解消、腰痛予防、便秘解消
[美容] お腹をへこませる、ウエストのくびれを手に入れる
[メンタル] 癒し、くつろぎ効果

目安時間
10min.

Start

1 体幹を鍛えるワニのポーズ

仰向けになり、両腕を横に広げる。吸う息で右脚を天井に持ち上げる。このとき、腹筋を使うことを意識する。

吸う

足裏で壁を押すイメージ

5 ワニのポーズでリラックス

両ひざをそろえたワニのポーズになり、最後にリラックスする。

2

右脚を伸ばしたまま左側に倒す

息を吐きながら、右脚を真っすぐに伸ばしたまま左側にゆっくりと倒す。腹筋を引き締め、2〜3呼吸。ゆっくりと1に戻り脚を下ろす。反対側も同様に。

Point

脚の筋肉と腹筋をより強化したい人は、両足をそろえたワニのポーズを行ないましょう。

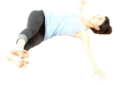

2〜3呼吸

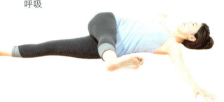

3

両ひざを曲げて腹筋を刺激

両ひざを曲げて胸に近づける。息を吐きながら左側に倒し、床すれすれで止める。この姿勢で2〜3呼吸。両ひざを中央に戻し、反対側も同様に。

2〜3呼吸

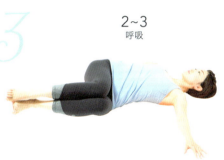

4

お尻や太ももの緊張をとる

両ひざを中央で立てた状態から左脚の上に右脚を深くからめる。息を吐きながら左側に両ひざを倒す。この姿勢で2〜3呼吸。反対側も1〜4を同様に。

2〜3呼吸

Point

リラックス効果をさらに高めたい人は、クッションを太ももの間にはさみ、毛布や厚手のクッションを逆側の腰の横において、上体をもたれかけるようにして行ないましょう。

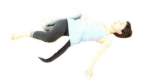
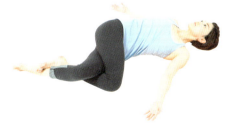

2週目／4日目
脚と手のポーズ
【ウッターナ・アーサナ｜Uttanasana】
※Utは「強烈な」、tanaは「伸ばす」の意味

難易度： 中級

【主な効果】
- リフレッシュ
- 末梢の冷え解消
- 肩こり改善
- 目の疲れを緩和

頭頂部を床に向け、深く前屈をするポーズ。脳にたっぷりと酸素が行き渡るため、ポーズの後は頭がすっきりするでしょう。同時に、手、足先など末梢部位の血流も促され、手足はポカポカに。また、日頃緊張しがちな肩や腕がゆるむので、こりや疲労の改善にも効果的なポーズです。

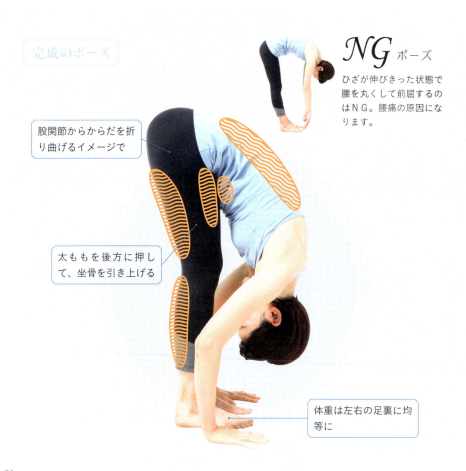

完成のポーズ

- 股関節からからだを折り曲げるイメージで
- 太ももを後方に押して、坐骨を引き上げる
- 体重は左右の足裏に均等に

NGポーズ
ひざが伸びきった状態で腰を丸くして前屈するのはNG。腰痛の原因になります。

プロセス

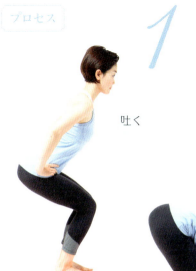

1
脚を肩幅に開いて立ち、手は腰に当てる。ひざを曲げ、息を吐きながら、お尻を突き出すように腰を落とす。尾骨を下げてからだの前面を引き上げる。

吐く

吸う
吐く

2
ひざを曲げてからだの前側の引き上げを保ったまま、上体を前に倒す。息を吸いながらひざの裏でひじを抱え、息を吐きながらその手を足首に向かって下ろしていく。同時に、坐骨を天井に向ける。

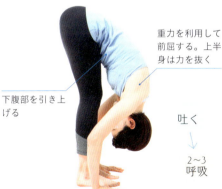

重力を利用して前屈する。上半身は力を抜く

下腹部を引き上げる

吐く
2〜3呼吸

3
組んだひじをほどき、てのひらを脚の外側で床につく。息を吐きながら、太ももを軽く後方に押してひざを伸ばし、より深く前屈する。ここで2〜3呼吸。

Point
リラックス効果をもっと高めたい人は…

3のときに手を床につけるのではなく、頭の下でひじを抱えると、よりリラックス効果が高まります。上半身が腰からぶら下がっているようなイメージで上半身の力を抜いて。

イライラを鎮めて
穏やかな気分にする

脚と手のポーズのプログラム

頭頂部を逆さにすることで脳に酸素が行き渡り、爽快感を得ることができます。ここでは、さまざまなバリエーションを紹介します。

健康 代謝改善、肩こりや目の疲れの緩和
美容 くすみ解消、アンチエイジング
メンタル イライラ解消、精神安定、頭すっきり

Start

目安時間
5〜6min.

2〜3呼吸

1 両ひじを組んだ脚と手のポーズになる

脚と手のポーズから両ひじを組み、組んだ手を下の方に滑らせて前屈を深める。上半身の力は抜き、2〜3呼吸する。

Advice
前屈が苦手な人は、イスに座った状態でひざを曲げた前屈を行ない、腕のバリエーションを試しましょう。慣れてきたら少しずつ腰を浮かせていきましょう。

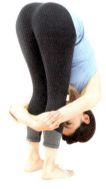

3呼吸

2 てのひらを脚の下に敷いた脚と手のポーズになる

1の状態から前屈し、両てのひらはそれぞれの脚の下に敷く。手は上に引き上げ、足裏と互いに押し合うようにして重心を前方に移し、前屈を深める。肩は床から遠ざけ、頭の静寂を感じつつ、3呼吸。

Point
てのひらを足の下に敷くのがつらい場合は、人さし指と親指で足の親指をつかみます。

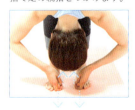

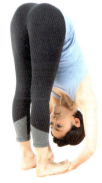

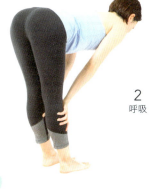

2 呼吸

2 半分の立位前屈になる

両手をひざの下におき、てのひらとすねを押し合って、上体を斜め前に伸ばす。

3 両手をクロスした脚と手のポーズで前屈を深める

息を吐きながら脚と手のポーズに戻る。ふくらはぎあたりで両手をクロスして、右手は左足首を左手は右足首をつかむ。2～3呼吸したら、息を吸いながら2に戻って休む。

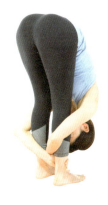

2～3 呼吸

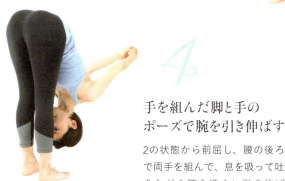

2～3 呼吸

4 手を組んだ脚と手のポーズで腕を引き伸ばす

2の状態から前屈し、腰の後ろで両手を組んで、息を吸って吐きながら腕を遠くに引き伸ばし、床に近づけていく。首と腕の力を抜いて2～3呼吸したら、息を吸いながら2に戻って休む。

2週目／5日目

針の糸通しのポーズ

難易度： 中級

【主な効果】
- 肩、背中のこり解消
- 胸の開放
- 太もも裏をすっきり
- リフレッシュ

両手と両ひざを床につき、片方の腕を反対側のわきの下に通すポーズ。このときの姿が「針に糸を通す」ように見えることからこの名前に。「糸を通す」ときの動きによって、肩甲骨のまわりが広くほぐれ、肩や背中のこりがすっきり。お尻や太もも裏側のストレッチ効果もあります。

完成のポーズ

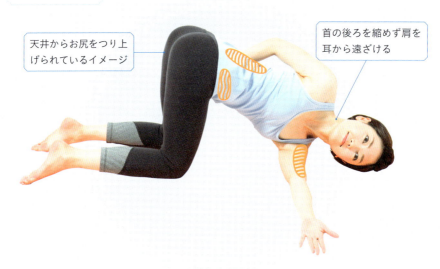

天井からお尻をつり上げられているイメージ

首の後ろを縮めず肩を耳から遠ざける

NG ポーズ

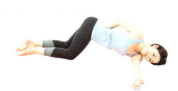

首が縮んでしまうと、首や肩に負担がかかります。首を伸ばし、首と床の間はすき間をつくって。ひざの角度は90°に保ちます。

プロセス

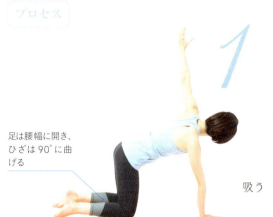

床に両手と両ひざをつく。手は肩の真下に、ひざは股関節の真下にくるように。左手を床から離し、息を吸いながら腕を天井に向けて胸を左に開く。目線は上げた手の指先に。

足は腰幅に開き、ひざは90°に曲げる

吸う

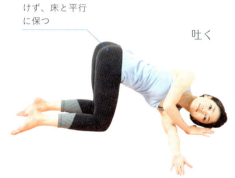

骨盤は左右に傾けず、床と平行に保つ

吐く

息を吐きながら左腕を下ろし右わきの下を通して上体を右にねじる。頭の左側、左肩〜左手甲までを床につける。

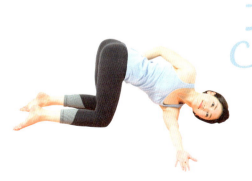

吐く

3呼吸

余裕があれば、右手を床から離して、息を吐きながら背中側に手をまわす。ここで3呼吸。2に戻り、右手で床を押して上体を起こす。1〜3を反対側も同様に。

首や肩、背中まわりの
こりをほぐす

針の糸通しのポーズのプログラム

デスクワークの疲れがたまっている人におすすめのプログラムです。首や肩まわりの血流を改善するので、慢性的な肩こりの緩和にも効果的です。

[健康] 首のこり、肩こりの解消
[美容] バストアップ、首のラインを美しく
[メンタル] 気持ちを前向きにする、緊張の緩和

目安時間 8〜10min.

Start

1 針の糸通しのポーズを行なう

左手を下にした針の糸通しのポーズになり、2〜3呼吸。反対側も行ない四つんばいに戻る。

2〜3 呼吸

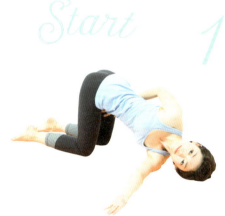

5 右手を床につけてからだを支えながら戻る

息を吐きながら右手を顔の横に戻し、右手でからだを支えながら四つんばいの姿勢に戻る。反対側も1〜5を同様に行なう。

1 呼吸

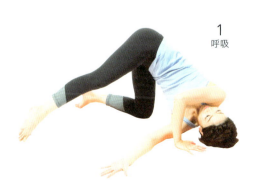

2 左肩をできるだけ右ひざに近づける

四つんばいから左肩をできるだけ右ひざに近づけるように深くねじり、首の後ろを伸ばす。

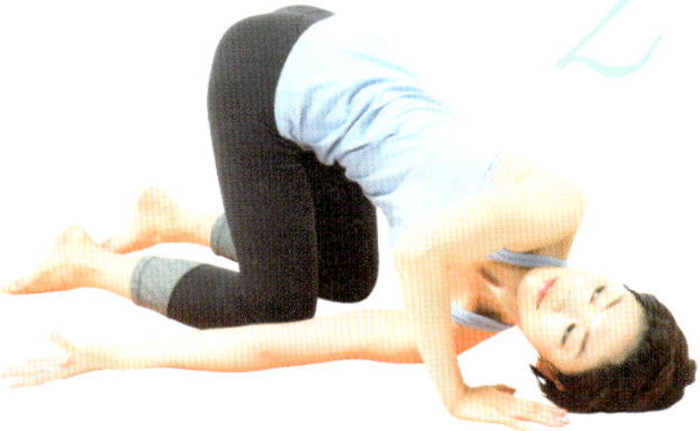

2呼吸

3 床と接している場所でバランスよく体重を支える

息を吐きながら慎重に右ひざを浮かせ、ゆっくりと右脚を左腕と水平方向に伸ばしていく。目線は天井を仰ぎ見るように。後頭部を床につけ、左肩から背中へ体重を移していく。

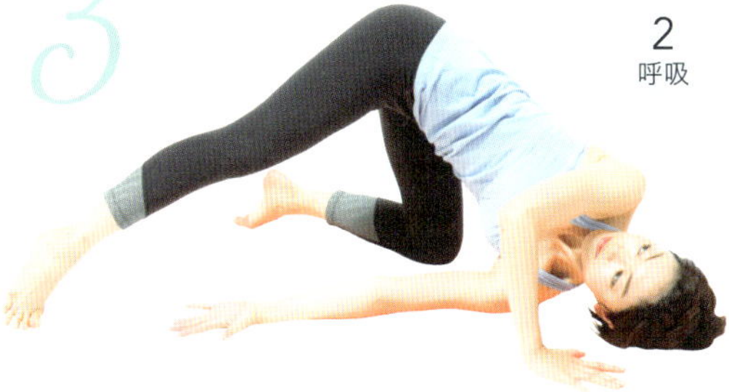

2呼吸

Advice
3→4の動作は、首への負担が大きいので、慎重に行ないましょう。

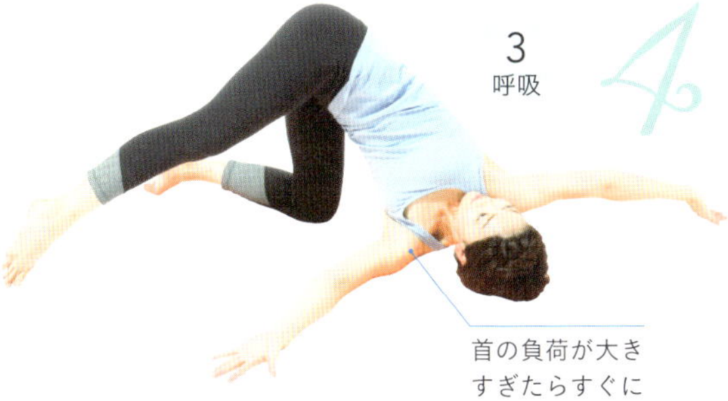

4 右脚の対角線上に右腕を伸ばす

息を吐きながら、右手を床から離し、左斜め後方に伸ばして後頭部、左肩から背中にかけて床になじませ3呼吸。首の後ろを伸ばし、のどをゆるめる。

3呼吸

首の負荷が大きすぎたらすぐに戻る

2週目／6日目

シヴァ神のポーズ

【アルダ・チャンドラーサナ・クリシュナ・バリエーション】Ardha Chandrasana Krishna variation
※Krishnaはインド神話に登場する英雄

難易度： 中級

【主な効果】
- 背骨、骨盤の調整
- 体側部をすっきり
- 二の腕の引き締め
- 内もものたるみ改善

シヴァはインド神話に登場する神。「踊りの神」とも呼ばれています。交差させた足を押し合うようにしてバランスをとるため、腹部の深層筋が鍛えられます。また、普段意識することの少ない「すね」の筋肉を使うことで下半身の安定が高まり、ほかの立位のアーサナも行ないやすくなります。

完成のポーズ

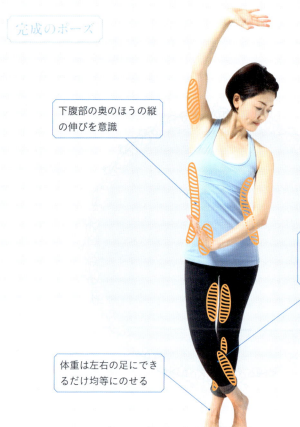

下腹部の奥のほうの縦の伸びを意識

前に出した脚のふくらはぎと、後ろ脚のすねで押し合う

体重は左右の足にできるだけ均等にのせる

86

> プロセス

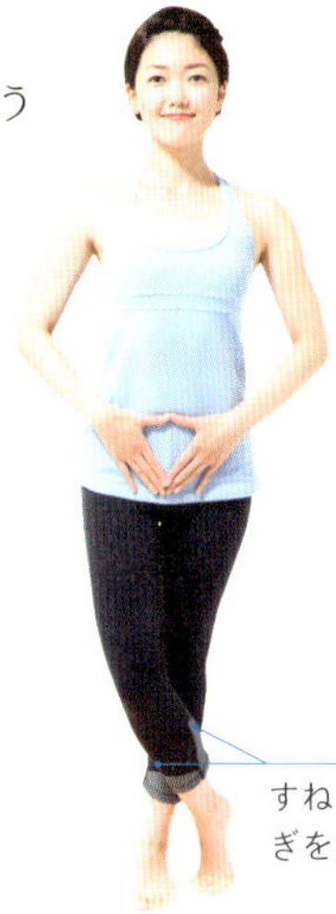

吸う

1

真っすぐに立ち、右脚を左脚の前で交差してつま先を立てる。両手は恥骨のすぐ上で逆三角形をつくり、すねを引き締めて下腹部を引き上げて息を吸う。

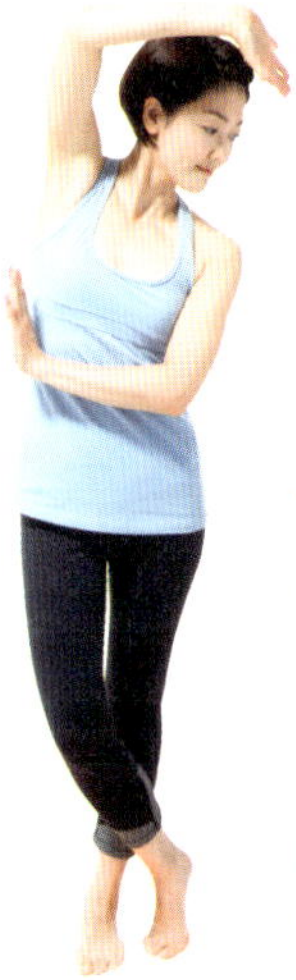

すねとふくらはぎを押し合う

吐く
2呼吸

2

右腕を上げ、ひじを曲げて手首を返し、てのひらは左側に向ける。同時に、左腕はみぞおち前を通し、てのひらは右側の壁を押すイメージで。顔は左側に向け、少し視線を落とし2呼吸。

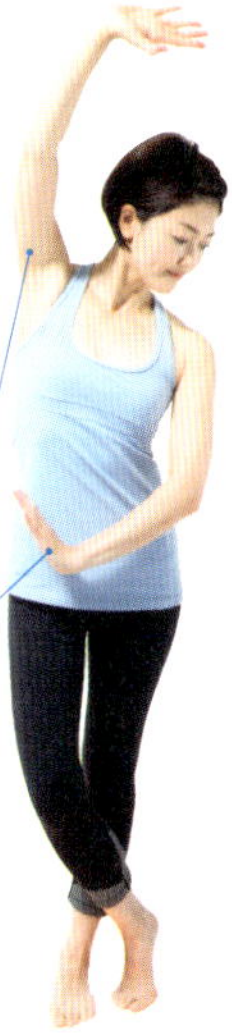

吐く
3呼吸

3

右腕は左に上に、左腕は右に下に。左右上下にある壁をてのひらで押し広げていくイメージで

息を吐きながら、2からてのひらで左右の壁を押し広げるようにする。次にその壁を上下に押し広げるように腕を動かし、右下腹部の奥を伸ばして3呼吸。手脚を入れ替えて反対側も1〜3を同様に。

2週目／6日目
英雄のポーズ

※Virabhadra は「シヴァの化身（荒々しい戦士の名前）」の意味

難易度： 中級

【主な効果】
- お尻の引き締め
- 太ももの引き締め
- 肩こりの緩和
- 集中力アップ

ヨガ発祥の地であるインドで信仰されているヒンドゥーの教神「ヴィーラバドラ」をたたえるポーズのひとつ。脚を前後に大きく開くため、お尻や太ももの前後など下半身の引き締めに効きます。効果的に行なうためには、両脚のかかとをしっかり床につけ、骨盤を正面に向けることがポイント。

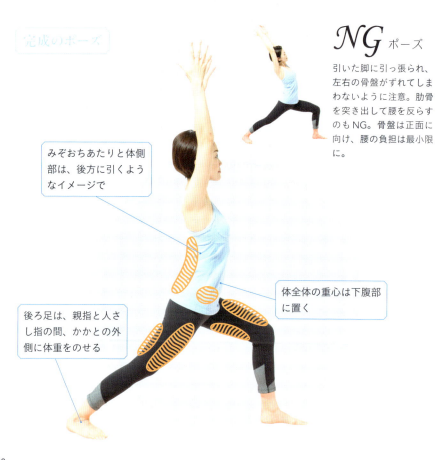

完成のポーズ

NG ポーズ

引いた脚に引っ張られ、左右の骨盤がずれてしまわないように注意。肋骨を突き出して腰を反らすのもNG。骨盤は正面に向け、腰の負担は最小限に。

みぞおちあたりと体側部は、後方に引くようなイメージで

体全体の重心は下腹部に置く

後ろ足は、親指と人さし指の間、かかとの外側に体重をのせる

| プロセス

1
息を吐きながら、左脚を前に出して脚を前後に開く。左脚のつま先は正面に、右脚のつま先はやや外側に向ける。骨盤は正面に向け、両手を腰に当てて息を吸う。

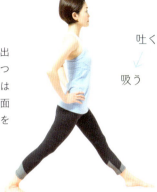

吐く
↓
吸う

2
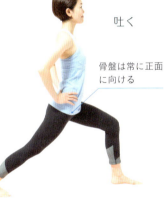

吐く

骨盤は常に正面に向ける

息を吐きながら左ひざを曲げて腰を落としていき、左ひざをかかとの真上に。右脚の外かかとで床を押し、骨盤を正面に向ける。

3
息を吸いながら、両腕を天井に向けて伸ばす。腕は耳の横にもってきて、てのひらは内側に向ける。脚を入れ替えて、1〜3を同様に行なう。

吸う
↓
3呼吸

姿勢を美しくして
全身を引き締める

シヴァ神のポーズ & 英雄のポーズのプログラム

ポッコリお腹が気になる人におすすめのプログラムです。姿勢やからだのラインを整え、女性らしいしなやかな筋肉をつけることができます。

健康 腰痛やひざの痛みを予防
美容 ポッコリお腹を改善、からだを美しいラインに整える
メンタル 前向きになる、自信がみなぎる

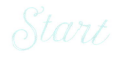

目安時間
8min.

1

3
呼吸

体幹を整え、
右体側を引き伸ばす

シヴァ神のポーズになり、3呼吸する。このとき、両脚のすねを押し合い、右手は左斜め上方を、左手は右斜め下を押し合うイメージをもつ。

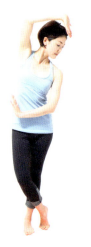

2

3
呼吸

右下腹部の伸びを感じる

1の状態から右手は天井に、左手は床に伸ばし、右下腹部の伸びと両すねの押し合う強さを意識して3呼吸。

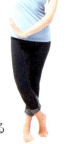

英雄のポーズで、下半身の力強さを感じる

息を吐きながら右脚を後方に引き、両脚を前後に開いて立つ。左ひざをかかとの真上にくるまで曲げて、腰を沈める。息を吸いながら両腕を天井に向けて伸ばし、英雄のポーズになり3呼吸。

3

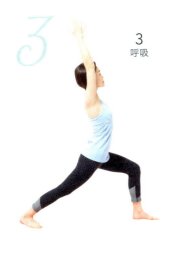

3呼吸

上体を前に倒し腹筋を強くする

後ろ足をつま先立ちに、両手は人さし指を伸ばしてにぎる。息を吐きながら上体を斜めに倒し、腹筋でからだを引き上げて支える。からだ全体の引き締めを感じつつ2呼吸。

4

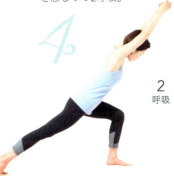

2呼吸

下腹部の引き締めを保つ

息を吸いながら上体を元に戻す。右腕は天井に、左腕は後方に下ろして1呼吸する。このとき、尾骨を下に向け、右脚は足裏で壁を力強く押すイメージ。

5

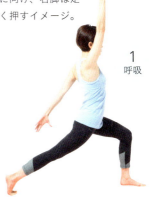

1呼吸

全身のストレッチを感じる

息を吐きながら左手を右脚太ももにおき、目線は下にして上体を左側にねじる。左肩はくつろがせ、ねじりと後屈の心地よい引き締めを感じつつ3呼吸。反対側も1～6を同様に行なう。

6

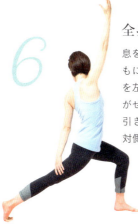

3呼吸

2週目／7日目 〜リラックスポーズ〜
バタフライのポーズ

※Baddhaは「縛られた」、konaは「(ある角度に)曲げる」または「角度」の意味

難易度： 中級

【主な効果】
- 股関節を柔らかく
- 下半身のむくみ解消
- 疲労回復
- リラックス、安眠

床に座り、ひざを曲げて足裏同士を合わせて行なうポーズで、この脚の形が蝶の羽のように見えることからその名が。このポーズは筋肉の力をゆるめて行なうので背中は丸くてもOK。からだの力は抜いてゆったりとした呼吸を心がけましょう。今回は基本のポーズと3つのバリエーションを紹介。

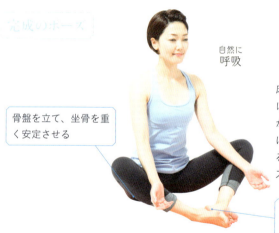

1

自然に呼吸

骨盤を立て、坐骨を重く安定させる

床に座り、脚を開いてひざを曲げ、足裏同士を合わせる。両かかとは股関節から離す。腕は楽に下ろし、てのひらを上に向ける。全身の力を抜き、リラックス。

両かかとは股関節から離す

2

背骨の下部から椎骨ひとつひとつを前方に傾けていくイメージで

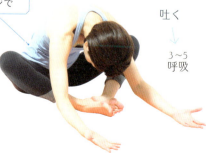

吐く
3〜5呼吸

坐骨を安定させたまま、ゆっくりと息を吐きながら、上体を前に倒していく。股関節に違和感がない程度に倒す。骨盤全体に呼吸を届けるイメージでゆっくりと呼吸する。

> バリエーション

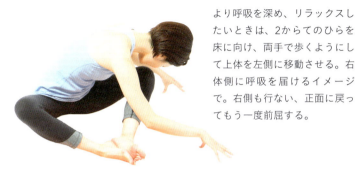

Variation 1

より呼吸を深め、リラックスしたいときは、2からてのひらを床に向け、両手で歩くようにして上体を左側に移動させる。右体側に呼吸を届けるイメージで。右側も行ない、正面に戻ってもう一度前屈する。

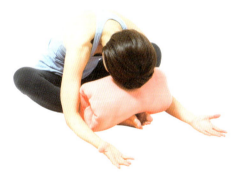

Variation 2

からだを倒すのがつらい、股関節や太ももに違和感があるときは、足の上に丸めた毛布を置いて額を休ませリラックス。

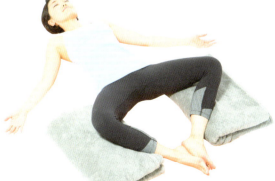

Variation 3

仰向けで行なうバリエーション。ひざと床の間を埋めるように毛布などを入れ、そけい部をゆるめる。無空のポーズ（P.25）の代わりに行なってもOK。

ヴリッティ呼吸に挑戦!

ヴリッティ呼吸は正式にはヴィシャマヴリッティ・プラーナヤマといい、その呼吸の仕方から「1：4：2の呼吸」とも呼ばれます。

ヴリッティ呼吸のやり方

「吸う」「息を止める」「吐く」を一定の比率で行なう呼吸法です。「吸う：息を止める：吐く」の時間の比率が「1：4：2」になるのが理想とされますが、最初からこの比率でできなくても大丈夫。まずは、息を止める（クンバカ）に慣れることからはじめましょう。ヴリッティ呼吸ができるようになると横隔膜がゆるみ、ゆったりとした呼吸が自然にできるようになります。

こんなときに
- 安らぎがほしいとき
- 心身を浄化したいとき
- 朝、目覚めたとき

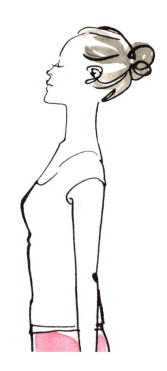

吸う 　鼻から息を吸い、息を下腹部まで送り込みます（腹式呼吸）。

止める（クンバカ） 　息を止めます。例えば息を約1秒かけて吸ったら、約4秒止めます。

吐く 　鼻からゆっくり息を吐きましょう。「吸う」に1秒、「止める」に4秒かけたなら、2秒かけて息を一度に吐ききります。

ヴリッティ呼吸のコツ①
弓を引くイメージで行なう

ヴリッティ呼吸に慣れないうちは、クンバカで息が苦しくなるかもしれません。クンバカは、弓を引いて心を落ち着かせタイミングを保ち矢を放つイメージです。鼻からすーっと息を吸い、そのまま細く長く吸い続け、いつの間にか息が止まっているような感覚です。そして、いつの間にか取り込んだ酸素やプラーナが全身に染み渡るのを、目を閉じてイメージします。からだのすみずみに行き渡ったと感じたら、ゆっくりと息を吐きます。1：4：2の比率に慣れてきたら、比率をキープしたままクンバカの時間を少しずつ伸ばしていきます。

1
矢をつがえて
ゆっくりと弓を
引いていく
＝息を吸う

2
弓を引いたまま穏やかに
心を整え、矢を放つ
タイミングを待つ
＝クンバカ

3
弦から手を離して
執着を解き放つ
ように矢を放つ
＝息を吐く

ヴリッティ呼吸のコツ②
プラーナが行き渡るのを感じよう

ヴリッティ呼吸には、プラーナを全身に効率よく巡らせる効果があります。プラーナがからだのすみずみに行き渡り、体内がきれいな光で満たされる様子をイメージしながら行ないましょう。朝にヴリッティ呼吸をすると、その日1日を前向きに過ごせます。

Column その他の呼吸法②

 カパラバティ浄化法

息をすばやく吐いて肺を空っぽにして、新鮮な空気を取り込む呼吸法。カパラバティは「輝く頭蓋骨」という意味で、その名の通り、体内を浄化する効果があります。

【やり方】腹式呼吸と同じやり方で息を吸い、腹筋に力を入れて引き締めます。続いて、「シュッ」という音を出すイメージで、息を短く、強く吐き出します。

Column
キレイをつくる ヨガ的歩き方

自分の歩き方をチェックしてみてください。猫背になっていたり、足裏を引きずったりするような歩き方をしていませんか？　悪い歩き方が習慣になってしまうと、からだにゆがみが生じ、可動域も狭まります。すると、アーサナがとりにくくなってしまうのです。正しく歩くこともヨガの一環と考えて、日頃から意識してみましょう。

ひとつでも当てはまる人は要注意！

- ☐ 猫背になっている
- ☐ 腰痛やひざの痛みがある
- ☐ 内股気味
- ☐ 靴のかかとが外側だけすり減る
- ☐ O脚
- ☐ 足音がうるさいといわれる
- ☐ 土踏まずのアーチがない
- ☐ お尻を左右に振りながら歩いている

正しい歩き方

歩く際に大切なのは重心移動。重心は、かかと→親指と人さし指のつけ根の間や下に移動するのがキレイに歩く

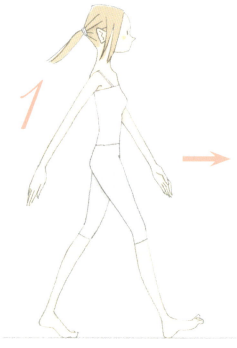

1

右足をかかとから着地させて、重心を前に移動します。背すじは伸ばし、骨盤は立てましょう。

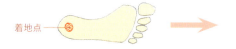

着地点

「アーサナが上手にできない」と悩んでいる人はまず歩き方を見直してみては。歩き方が変わるとからだも変わり、ヨガで大切なバンダの感覚も意識しやすくなります。

コツです。親指と人さし指の間のつけ根部分に重心を置くと、腸腰筋や内転筋が強化され、からだのゆがみが改善。からだのシルエットがすっきりする、肩こり・腰痛が軽くなる等、さまざまなメリットがあります。

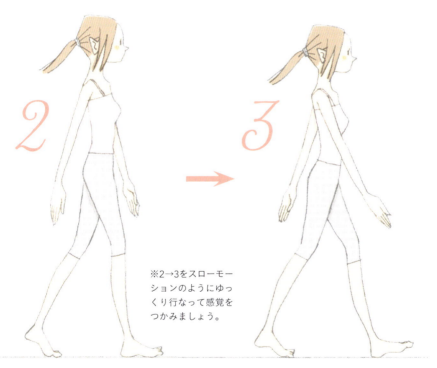

※2→3をスローモーションのようにゆっくり行なって感覚をつかみましょう。

右足の重心を、親指と人さし指のつけ根の間に移動させます。重心が外側（小指側）にならないように注意。

2の足裏の重心に体重をのせるようにして右かかとを持ち上げ、地面を蹴ります。

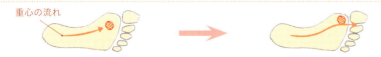

重心の流れ

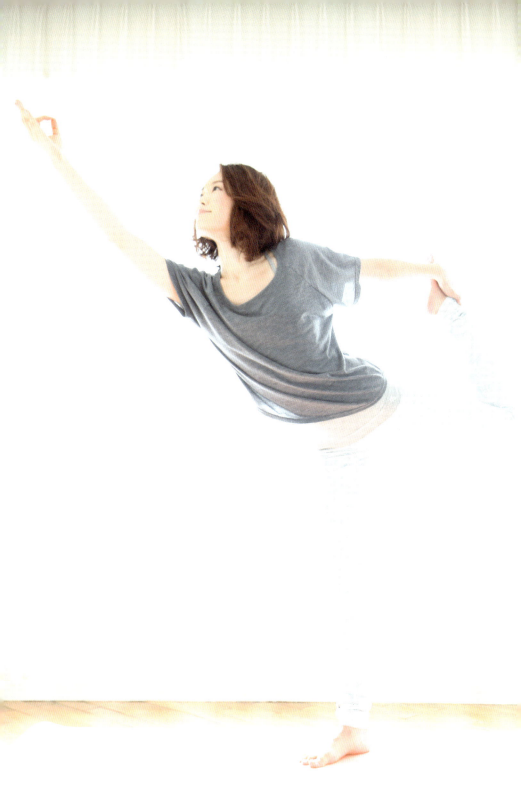

ポーズ&プログラム

3rd week

3週目は、上半身と下半身を強化したところで、より高度なアーサナに挑戦しましょう。心が安定するとポーズも整います。内面の変化にも意識を向け、柔らかい呼吸で行ないましょう。内臓の活性化、柔軟性が高まる、精神安定などの効果が期待できます。

3週目／1日目
立ち木のポーズ
【ヴリクシャ・アーサナ／Vricshasana】
※Vricshaは「木」の意味

難易度： 中級

【主な効果】
- 姿勢の改善
- 骨盤のゆがみ調整
- 集中力アップ
- 二の腕の引き締め

片脚立ちになりバランスをとります。軸足が大地に根を張るようにイメージしましょう。最初は、バランスをとろうとからだ全体に力が入ってしまうかもしれませんが、バランスのくずれを無理に止めず、それを感じながら徐々にからだの「軸」の存在をつかみましょう。姿勢の改善にも効果的です。

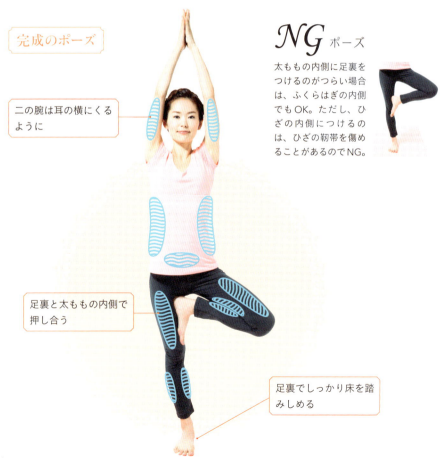

完成のポーズ

二の腕は耳の横にくるように

足裏と太ももの内側で押し合う

足裏でしっかり床を踏みしめる

NGポーズ

太ももの内側に足裏をつけるのがつらい場合は、ふくらはぎの内側でもOK。ただし、ひざの内側につけるのは、ひざの靱帯を傷めることがあるのでNG。

> プロセス

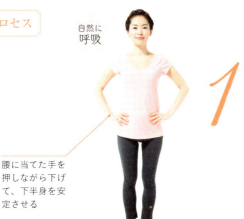

自然に呼吸

腰に当てた手を押しながら下げて、下半身を安定させる

1 脚を軽く開いて立ち、手を腰に当てる。足裏でしっかり床を踏みしめて下半身を安定させ、頭は天井から引っ張られているようなイメージで。

自然に呼吸

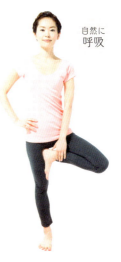

2 左脚を床から離し、ひざを曲げて脚を上げていく。左手で左足首をつかみ、足裏を右太ももの内側につける。左足裏と右内ももで押し合うようにしてバランスをとる。

吐く
↓
吸う
↓
3呼吸

重心は下腹部に

3 両手を胸の前で合わせ息を吐く。息を吸いながら腕を天井に向けて上げる。肩をくつろがせ重心を下腹部に。ゆったりと3呼吸。足を入れ替え、1〜3を同様に行なう。

心とからだの中心軸を鍛える
立ち木のポーズのプログラム

立ち木のポーズをベースに重心の位置を変えることで、バランス感覚を鍛えます。安定していれば1〜6を片脚で連続して行なってみましょう。

[健康] からだの中心軸を見極める、筋力のバランスを整える
[美容] 太ももがすっきり、二の腕の引き締め
[メンタル] 精神集中、平常心を日常で保ちやすくなる

目安時間 10min.

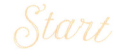
Start

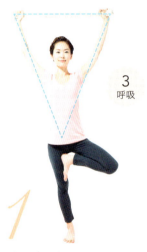

1
逆三角形で
バランスをとる

左ひざを曲げて、脚を立ち木のポーズと同様に。ハンドタオルの両端を持ち、息を吸いながら腕を天井に向かって伸ばす。両手と丹田を結んだ逆三角形でバランスをとるイメージで行なうとよい。この姿勢で3呼吸。反対側も同様に行なう。

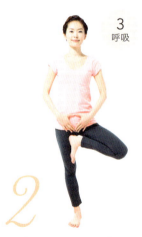

2
下腹部を引き上げ
上下の伸びを感じる

左ひざを曲げて、脚を立ち木のポーズと同様に。左右のてのひらで逆三角形をつくり、下腹部におく。恥骨からおへそを遠ざけるように下腹部を引き上げる。この姿勢で3呼吸。反対側も同様に行なう。

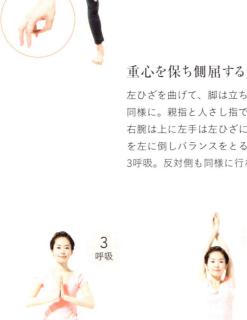

3 三角形で下半身の安定を感じる

左ひざを曲げて、脚は立ち木のポーズと同様に。息を吸いながら両腕を開いててのひらを下に向け、親指と薬指で輪をつくる。この姿勢で3呼吸。反対側も同様に行なう。

4 重心を保ち側屈する

左ひざを曲げて、脚は立ち木のポーズと同様に。親指と人さし指で輪をつくり、右腕は上に左手は左ひざに休ませ、上体を左に倒しバランスをとる。この姿勢で3呼吸。反対側も同様に行なう。

5 中心軸を感じる

左ひざを曲げ、脚を立ち木のポーズと同様に。息を吸いながら両腕を天井に向かって伸ばし、手首をクロスしててのひらを合わせ、さらにからだを引き上げる。この姿勢で3呼吸。反対側も同様に行なう。

6 耳を澄まして集中を深める

左右の耳に意識を向け、エアコンの音くらいのかすかに聞こえる規則性のある音に耳を澄ます。この姿勢で3呼吸。反対側も1〜6を同様に行なう。

3週目／2日目

太鼓橋のポーズ

【セートゥ・バンダ・アーサナ　Setu Bandhasana】
※Setuは「橋」、Bandhaは「固定する」の意味

難易度： 中級

【主な効果】
- 背骨のゆがみを整える
- バストアップ
- 背面の引き締め
- 肩こりの緩和

「太鼓橋」とは、太鼓の胴のような半円形の橋。その橋の姿を描くように仰向けになり、背中を反らせます。足裏と両肩で体重を支えて、背中の下に広い空間をつくりましょう。背中やお尻の引き締め効果だけでなく、バストアップ効果もあり、前から見ても後ろから見ても美しい姿に導くポーズです。

完成のポーズ

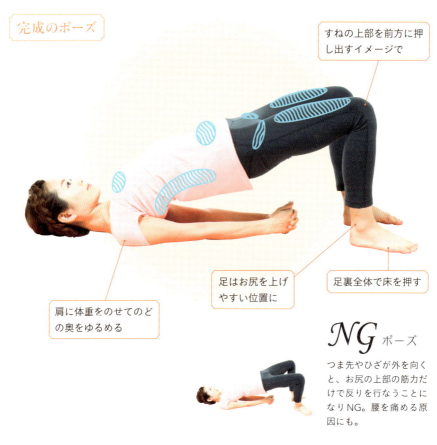

- すねの上部を前方に押し出すイメージで
- 足はお尻を上げやすい位置に
- 足裏全体で床を押す
- 肩に体重をのせてのどの奥をゆるめる

NG ポーズ

つま先やひざが外を向くと、お尻の上部の筋力だけで反りを行なうことになりNG。腰を痛める原因にも。

> プロセス

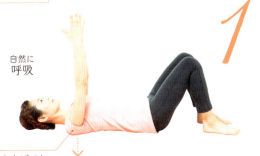

1　床に仰向けになり、両ひざを立てる。肩の真上に両腕を伸ばす。肩を後方に引くようにして強く床に押しつける。

自然に呼吸

腕を上げても、肩は床に押しつける

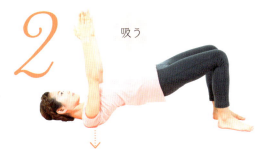

吸う

腕を上げたまま、息を吸いながらお尻を持ち上げる。肩で床を押す力を使って、お尻を持ち上げるイメージで。

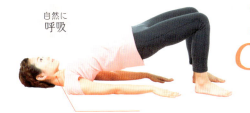

自然に呼吸

3　てのひらを下に向け両手をからだの横に下ろす。ひざを伸ばすイメージで足の親指と人さし指のつけ根の間で強く床を押す。

あごを引いて、のどの奥をゆるめる

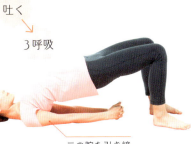

吐く
3呼吸

二の腕同士を中央に引き締め、のどの奥をゆるめる。両かかとで強く床を押し、太もも裏を引き締める。

頭頂を肩から遠ざけていく

二の腕を引き締め床を押す

3週目／2日目

魚のポーズ

【マツヤ・アーサナ　Matsyasana】
※Matsyaは「魚」の意味

難易度： 中級

【主な効果】
- バストアップ
- 背中の引き締め
- 不眠の解消
- 気分をすっきり

魚（マツヤ）はヒンドゥー教でヴィシュヌ神の化身とされます。仰向けになってからだを反り、肩甲骨を下げて胸を大きく開きます。首の前側を伸ばし、頭頂部を床につけることでリフトアップとバストアップ効果があります。気分がすっきりしないときにもおすすめのポーズです。

完成のポーズ

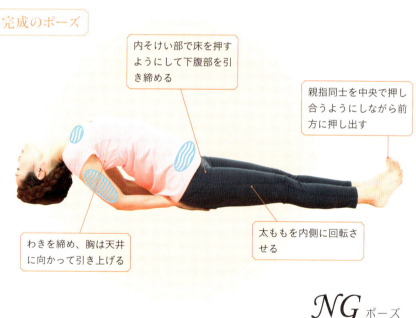

- 内そけい部で床を押すようにして下腹部を引き締める
- 親指同士を中央で押し合うようにしながら前方に押し出す
- わきを締め、胸は天井に向かって引き上げる
- 太ももを内側に回転させる

 NG ポーズ

両ひじが外側に開いたり、足先が外を向くのはNG。二の腕も脚も中心軸に寄せるようにします。

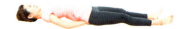

Advice

首を痛めている人や首が弱い人は、頭頂ではなく後頭部を床につけ、首の後ろを縮めすぎないようにします。または、魚のポーズを行なわないでください。

> プロセス

1

てのひらを下にしてお尻の下に。ひじと二の腕を中心軸に寄せる。足は親指同士を中央で押し合い、つけ根を前に押し出す。

自然に
呼吸

あごを引いて首の後ろを伸ばす

できるだけ左右のひじを寄せる

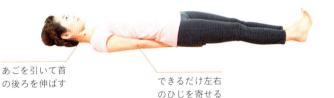

2

親指同士を中央で押し合い、太ももを中央に回転させるようにする。息を吸いながら両ひじで床を押して上体を引き上げ、頭頂部を床に。首の前側を伸ばして3呼吸。

吸う
↓
3呼吸

頭頂か後頭部を床につける

内そけい部で床を押す力で上体を引き上げるイメージ

胸を開き、バスト〜顔の
輪郭を引き締める

太鼓橋のポーズ&魚のポーズのプログラム

太鼓橋のポーズと魚のポーズでからだを後屈させた後は、6と7のポーズで
しっかり腰を伸ばしましょう。体幹も鍛えられます。

[健康] 姿勢を整える、首のこり、肩こりの緩和
[美容] バストアップ、小顔、美肌
[メンタル] 前向きになれる、頭と心がすっきりする

目安時間 5min.

Start

1 3呼吸

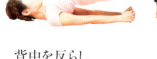

**背中を反らし
肩甲骨を下げる**

太鼓橋のポーズを3呼吸行な
う。組んだ手を両かかとの方に
できるだけ長く伸ばす。

2 2呼吸

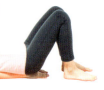

お尻の下に両手を敷く

組んでいた手をほどき、ひじを
中央に寄せたまま手のひらを床
につける。ゆっくりと腕の上に
上体を下ろす。このとき、肩甲
骨を下げた状態を保つ。

7 3呼吸

**体幹を強化し、
腰を伸ばす**

頭を持ち上げたまま、両ひざを
ゆっくり伸ばす。下腹部にしっ
かり力を入れ、首の後ろは縮め
ないようにする。

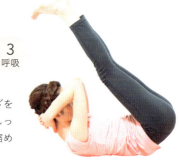

下腹部が引き締まって いるのを感じる

両脚をそろえて伸ばし、お腹を縦に長く引き伸ばす。あごを引いて両腕を長く伸ばすように。

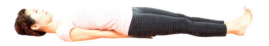

2呼吸

からだの中心の力で 上体を引き上げる

内そけい部を床に近づけ押すようにして上体を持ち上げ3呼吸。

3呼吸

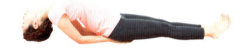

内側に意識を向ける

両手、両脚を開いて全身の力を抜き、呼吸を整える。

3呼吸

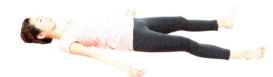

腰を伸ばす

手を頭の後ろで組み、両脚はそろえてひざを曲げる。頭を持ち上げ、ひざを顔に近づける。7のポーズが難しい人は、このポーズで終えてOK。

3呼吸

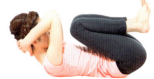

3週目／3日目
脚に顔をつけるポーズのバリエーション

【パリヴリッタ・ジャーヌ・シルシャ・アーサナ　Parivrtta Janu Sirsasana】
※Parivrttaは「ねじった」または「回転した」、Januは「ひざ」、Sirsaは「頭」の意味

難易度：　▲　　　中級

【主な効果】
- 骨盤のゆがみ調整
- 婦人科系機能の向上
- 股関節を柔らかく
- くびれをつくる

片脚を曲げて伸ばした脚に向かって前屈するポーズにねじりを加えます。骨盤まわりの筋肉がほぐれるため、特に婦人科系に関わる内臓の働きが高まります。ゆがみやむくみの原因となる股関節のつまりも解消し、下半身に多くの血液を行き渡らせてくれます。深い呼吸とともに行ない、効果を高めましょう。

完成のポーズ

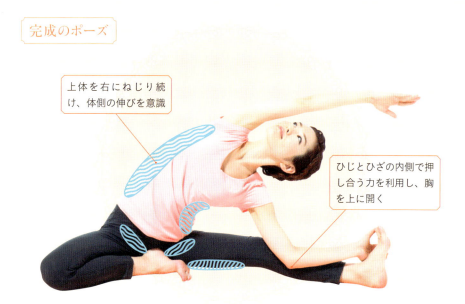

上体を右にねじり続け、体側の伸びを意識

ひじとひざの内側で押し合う力を利用し、胸を上に開く

NG ポーズ

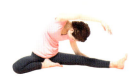

上体は右にねじりながら左体側を左脚に近づけるように倒します。おへそが床に向くのはNG。

> プロセス

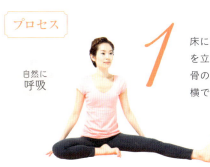

自然に呼吸

1 床に座り、脚を大きく開く。左脚は足首を立て、右脚はひざを曲げてかかとを恥骨の前に。背筋を伸ばし、両手はお尻の横で床につく。

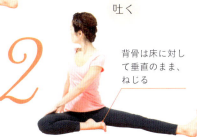

吐く

2 脚の位置は動かさず、息を吐きながら上体を右回りにねじる。左手は右ひざに当て、上体を引き上げる。顔は後方に向ける。

背骨は床に対して垂直のまま、ねじる

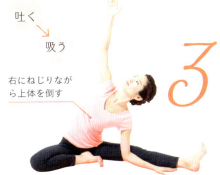

吐く → 吸う

右にねじりながら上体を倒す

3 上体は右にねじり続け、左手を右ひざにのせたまま上体を左脚のほうに少し倒して胸を開く。次に左手を左脚の内側につき、ひじとひざの内側で押し合い、右腕は上に。

4 息を吐きながら、さらに上体を左脚のほうに倒し、左手で左足のつま先をつかむ。視線は天井に。右体側で弧を描くように引き上げ3呼吸。反対側も1〜4を同様に。

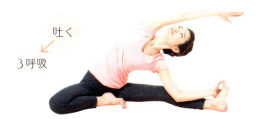

吐く

3呼吸

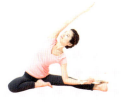

Easy ポーズ

伸ばした脚の足裏にタオルをひっかけ、そのタオルを引っ張ると、上体を倒しやすくなり、体側もよく伸びます。

骨盤のゆがみを正し、内臓も元気に

脚に顔をつけるポーズのバリエーションのプログラム

からだを真横および前に倒すことで、骨盤と股関節をくまなくほぐします。またイメージングで呼吸の質を高め、内臓も健やかにしましょう。

[健康] 内臓を活性化、呼吸を深める
[美容] ウエストを引き締め、くびれをつくる
[メンタル] リフレッシュできる

目安時間 10min.

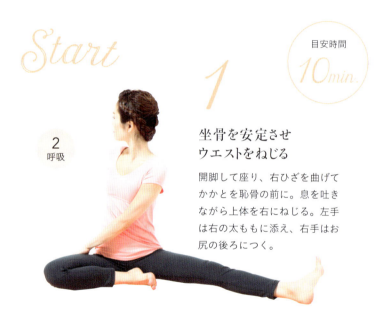

1 坐骨を安定させウエストをねじる

開脚して座り、右ひざを曲げてかかとを恥骨の前に。息を吐きながら上体を右にねじる。左手は右の太ももに添え、右手はお尻の後ろにつく。

2 呼吸

リラックスして内側の安らぎを感じる

右腕を下ろし上体をさらに倒す。右手と左すねの外側で押し合い、おへそを左脚のほうに近づけ股関節を開く。穏やかに3呼吸。反対側も1〜6を同様に行なう。

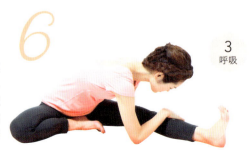

3 呼吸

右側の肋骨を弧を描くように引き上げる

脚に顔をつけるポーズのバリエーションを3呼吸行なう。ただし、右腕は自然に下ろす。

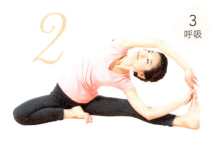

3呼吸

3 胸と股関節を開く

上体を左に倒したまま、手を頭の後ろで組む。目線は天井に向ける。左ひじでひざを押して胸と股関節を開く。

2〜3呼吸

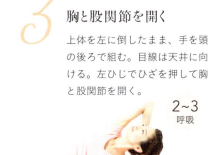

4 肺に新鮮な空気を取り込む

右腕を天井に向かって上げ、左手は左足のつま先をつかむ。伸ばした右手を通して肺に天のエネルギーを届けるイメージで心地よく呼吸。

3呼吸

5 背中と腰の右側を伸ばす

おへそを床に向け、右腕を左脚と平行になるように前方に伸ばす。背中と腰の右側が伸びているのを意識する。

右の腎臓（わき腹と背中の中間あたり）に呼吸を届けるイメージで

3呼吸

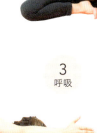

サギのポーズ

3週目／4日目

【クラウンチャ・アーサナ　Krounchasana】
※Krounchaは「青サギ」の意味

難易度： 中級

【主な効果】
- 脚のむくみ解消
- 冷えの改善
- 脚の引き締め
- 猫背の改善

片脚を床に伸ばし、片脚を上げるフィニッシュの姿が、鳥の青サギに似ていることからその名前がついたポーズ。脚の後ろ側を丁寧に伸ばし、同時に胸を開いて美しい青サギをイメージしましょう。血流の滞りを改善して老廃物を排出しやすくなり、むくみ解消にも効果を発揮します。

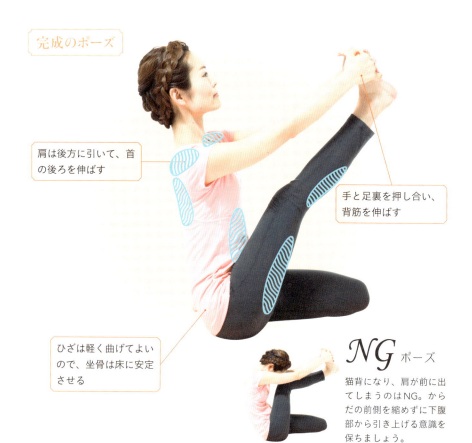

完成のポーズ

肩は後方に引いて、首の後ろを伸ばす

手と足裏を押し合い、背筋を伸ばす

ひざは軽く曲げてよいので、坐骨は床に安定させる

NG ポーズ

猫背になり、肩が前に出てしまうのはNG。からだの前側を縮めずに下腹部から引き上げる意識を保ちましょう。

プロセス

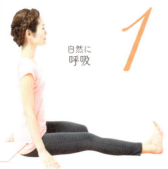

自然に呼吸

1 床に座る。右脚は正面に伸ばして足首を立て、左脚はひざを曲げて足裏はかかとの横に出す。左右の坐骨に均等に体重をかけ頭頂を上に引き上げる。視線は正面に向ける。

背筋を伸ばし、骨盤を立てる

2 右ひざを立て、両手でひざを抱える。てのひらとひざで押し合うようにしてからだの前面を引き上げる。

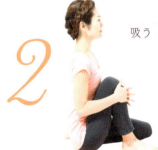

吸う

3 背骨の伸びを保ったまま右足先を浮かせ、足裏で両手を組む。足裏と手で押し合うことでかかとも浮かせてひと息吐く。

吐く

坐骨は床に安定させる

吸う
↓
3呼吸

肩を後方に引いて、首の後ろは伸ばす

4 息を吸いながら足裏を押し出すように右ひざを伸ばす。ここで3呼吸。脚を入れ替えて、1〜4を同様に行なう。

Easy ポーズ

ひざは無理に伸ばそうとしなくてもOK。からだの柔らかさに合わせ、体勢を正しく保ったまま伸ばせる範囲で伸ばします。

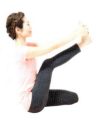

3週目／4日目

背中を伸ばすポーズ

【パシュチモターナ・アーサナ／Paschimottanasana】
※Paschimottanaは「西（体の背面）」、tanaは「伸ばす」の意味

難易度： 中級

【主な効果】
- 自律神経を整える
- 下腹部の引き締め
- 腰痛の改善
- 睡眠の質をアップ

脚を伸ばして前屈をし、からだの背面（ふくらはぎ、もも裏、背中）を伸ばします。内ももの筋肉を使うことを意識して、脚の内側のラインを外側よりも長くするようにして足先は天井に向けて行ないましょう。腰を痛めないよう、股関節から上体を折り曲げることを意識します。

完成のポーズ

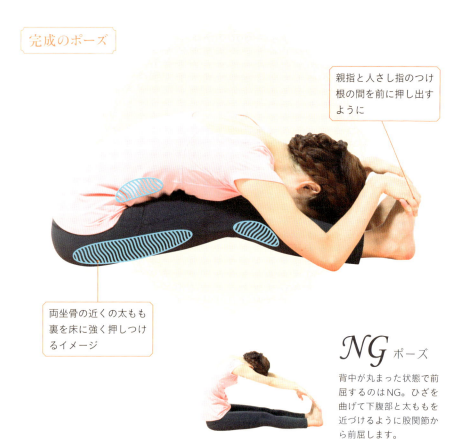

親指と人さし指のつけ根の間を前に押し出すように

両坐骨の近くの太もも裏を床に強く押しつけるイメージ

NG ポーズ

背中が丸まった状態で前屈するのはNG。ひざを曲げて下腹部と太ももを近づけるように股関節から前屈します。

> プロセス

1

床に座り、両脚を正面に伸ばす。つま先は立て、手はお尻の外側に。息を吸いながら、手で床を押して下腹部からからだの前面を引き上げる。

吸う

背中が丸くなってしまうときは、お尻の下に毛布などを敷いて高さを出す

2

からだの前側の引き上げを保ったまま、息を吐きながら股関節から前屈して顔をすねに近づけ、足の上側からつま先をつかむ。肩甲骨の下側を押されるように前屈を深める。ここで3呼吸。

吐く
↓
3呼吸

太ももの前側と裏側を交互に引き締める意識で前屈を深める

Advice

前屈が苦手な人は、ひざを十分に曲げて、お腹と太ももをつけた状態からかかとを突き出すようにしてひざを少しずつ伸ばしましょう。

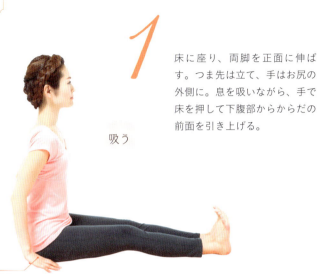

背中と脚のこわばり、むくみを解消する

サギのポーズ&背中を伸ばすポーズのプログラム

こわばった背中やむくみがちな脚をストレッチして滞りを解消しましょう。お風呂上がりに行なうと心とからだの疲れがとれ、ぐっすり眠れます。

[健康] からだの疲れをリセット
[美容] 脚を引き締める、猫背改善、デトックス
[メンタル] 精神安定、リラックス

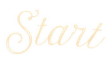

目安時間 10min.

1 坐骨を安定させて座る

床に座る。右脚は正面に伸ばしてつま先を立て、左脚はひざを曲げて足裏はかかとの横に出す。左右の坐骨に均等に体重をかけ下腹部から上体を引き上げる。視線は正面に向ける。

呼吸

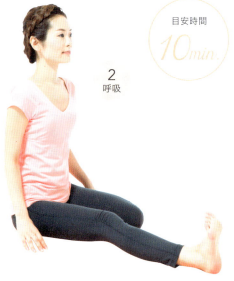

6 背骨のゆるんだ感覚を味わいながらやすらぐ

両脚を伸ばして前屈する。額を足の上に休めて穏やかに3呼吸。

呼吸

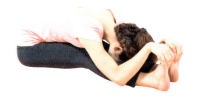

2 背中を伸ばす

息を吐きながら、股関節から前屈する。左手で右足のつま先をつかんで左手と右足の指のつけ根で押し合う。このときひざは軽く曲げてよい。

3呼吸

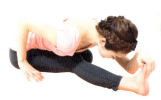

3 胸の開放と太もも裏の伸びを感じる

2～3呼吸

上体を起こしてサギのポーズへ移行し、2～3呼吸する。

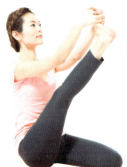

4 股関節をほぐす

2呼吸

右脚を下ろしてひざを曲げ、足の甲を左脚のつけ根あたりにのせる。上体の引き上げは保つ。

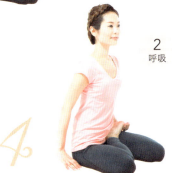

Easy ポーズ

右手で右足先をつかむのが難しい場合は、二つ折りにしたタオルの輪を右足に引っかけ、右手でタオルの端をつかんで行ないましょう。

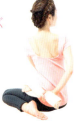

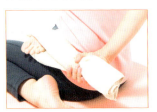

5 からだをねじって胸を開く

2～3呼吸

上体を右にねじり右手は背中に回して右足先をつかむ。脚を入れ替え、1～5を同様に。

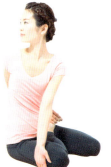

3週目／5日目
あざらしのポーズ

難易度： 中級

【主な効果】
- 猫背の改善
- 腰痛の予防
- 体調を整える
- リフレッシュ

うつ伏せから、脚を開いて上体を反らすポーズで、その姿はまさにあざらしのようです。「陰ヨガ」というジャンルのポーズのひとつで、筋肉の力は抜いて靭帯や腱に負荷をかけていきます。ここでは、腰の後ろをあえて縮めて3〜5分刺激を与え、組織の活性化を促しましょう。

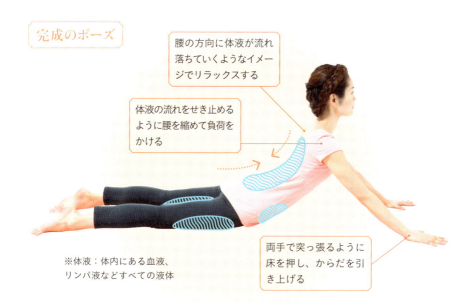

完成のポーズ

腰の方向に体液が流れ落ちていくようなイメージでリラックスする

体液の流れをせき止めるように腰を縮めて負荷をかける

両手で突っ張るように床を押し、からだを引き上げる

※体液：体内にある血液、リンパ液などすべての液体

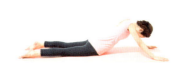

NG ポーズ

手に体重をのせすぎると腰に十分な負荷をかけられない。両手で突っ張るようにしてからだの前を引き上げて。

> プロセス

1

脚を腰幅に開いてうつ伏せになる。顔は向けやすいほうに向け、横に向けた顔の下で両手を重ねる。

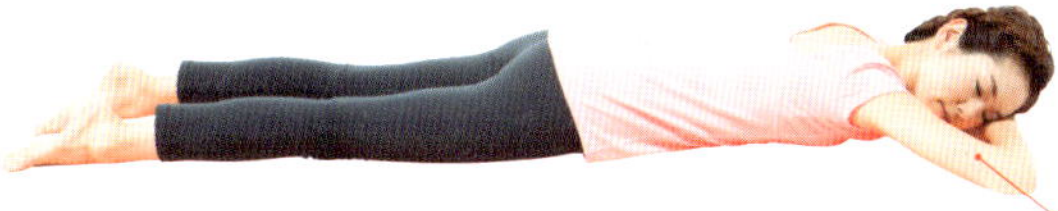

自然に呼吸

顔の下で手を重ねる

2

息を吐きながらひじを立て上体を起こす。ひじは肩の下にくるように。両手を組み、肩は耳から遠ざける。

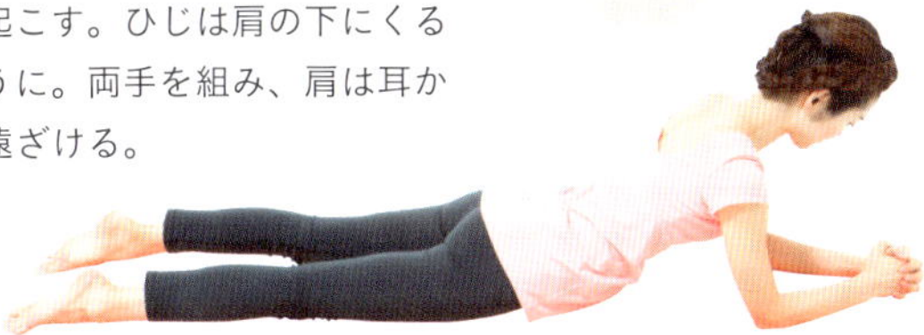

吐く

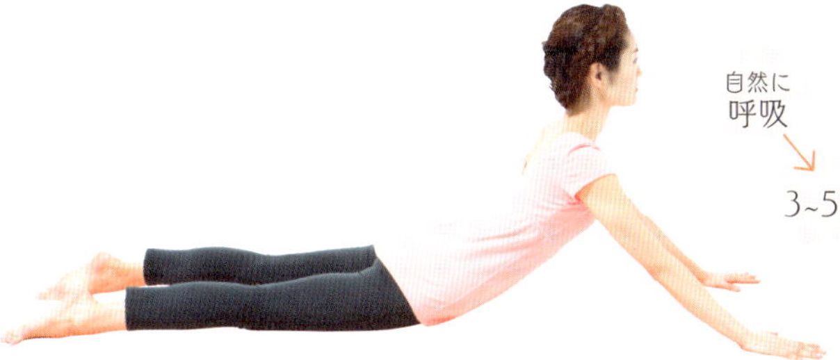

3

組んだ手をほどき、指先は少し外側に向けて、肩幅より広くしててのひらを床に。片手ずつ体重をのせるようにしてひじを伸ばし、上体を起こして3〜5分キープする。1に戻り休む。

自然に呼吸
3〜5分

Point

耳は肩から離れ、首が長く伸びるのが理想。でも、上半身の力を抜くことで耳と肩が近くなるのはOK。

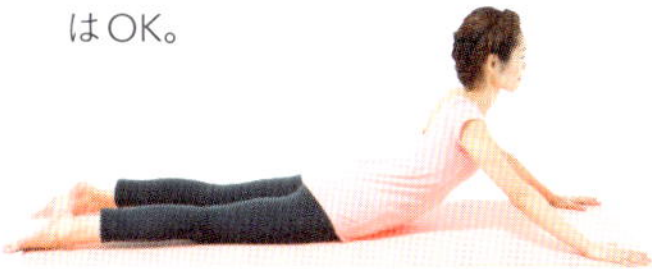

3週目／5日目

うつ伏せ片ひざ曲げのポーズ

難易度： 中級

【主な効果】
- リラックス効果
- 股関節を柔らかく
- 深層筋のストレッチ
- 内臓機能の正常化

うつ伏せになり、片方の脚を開いて曲げたひざに上体を寄せていくポーズ。抑圧した感情をため込みやすい骨盤内に深い呼吸を送り続けることができ、体内浄化とリラックス効果が高いポーズです。また、坐法がとりやすくなるので瞑想前に行なうとよいでしょう。

完成のポーズ

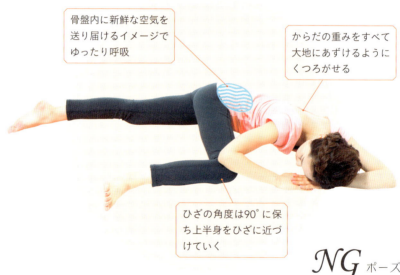

骨盤内に新鮮な空気を送り届けるイメージでゆったり呼吸

からだの重みをすべて大地にあずけるようにくつろがせる

ひざの角度は90°に保ち上半身をひざに近づけていく

NG ポーズ

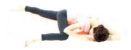

ひじをひざに寄せたときに、伸ばした脚が外側に逃げがちになるのはNG。伸ばした脚は、真っすぐキープした状態で。ひじはひざにのせなくてもOK。

> プロセス

1
床にうつ伏せになり、脚を腰幅に開く。顔は向けやすいほうに向け、横に向けた顔の下で両手を重ねる。

自然に呼吸

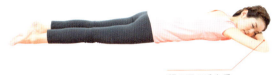

顔の下で手を重ねる

2
右脚を外側に開き、脚のつけ根の横の位置にひざをもっていく。ひざの角度は90°に。

自然に呼吸

ひざを胸に近づけすぎないようにする

3
手を歩かせないようにして、上体を右ひざに近づけていく。右ひじは右ひざの上に、顔もひざ側に向ける。ここで5〜10呼吸。反対側も1〜3を同様に。

左下腹部の伸びも感じる

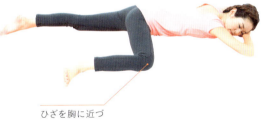

吐く

5〜10呼吸

ひじをひざに近づけていく。のせなくてもOK

穏やかな充実感と前向きな心がもたらされる

あざらしのポーズ&うつ伏せ片ひざ曲げのポーズのプログラム

日常生活を充実させる理想的な精神状態をもたらすプログラムです。くつろぎながらポーズの余韻を味わいましょう。

[健康] 腎機能改善、疲労回復
[美容] 背中のぜい肉を解消、デトックス
[メンタル] 前向きな意欲がわく、充実したくつろぎ感

Start

目安時間
8~10min

1 腰椎にゆっくりと負荷をかける

あざらしのポーズを3呼吸行なう。上半身の力を抜く。

3呼吸

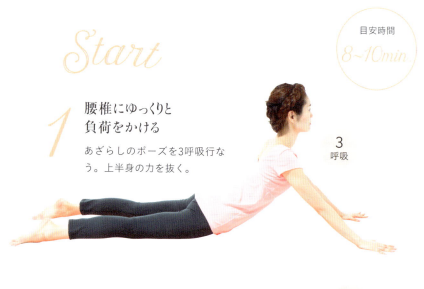

3呼吸

6 充実感の中でくつろぐ

2と同じポーズになって休む。脚を入れ替えて5~6を同様に。

※この後、無空のポーズ（P.25）でさらに10~15分過ごしてもよい。

背中をゆるめ、内側の流れを感じる

脚を腰幅に開いてうつ伏せになる。顔は向けやすいほうに向け、横に向けた顔の下で両手を重ねる。

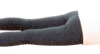
3呼吸

左右の腎臓を刺激する

再びあざらしのポーズをとったら、左太ももを強く床に押しつけるようにしながら上体を右にねじる。腰の右側が圧迫されるのを意識する。

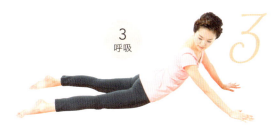
3呼吸

ポカポカと温まっている場所を感じる

2と同じポーズになり、いったん休み、余韻を味わう。3に戻り、左にも同様にねじる。

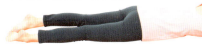

3呼吸

骨盤内に呼吸を送り込む

右ひざを90°に曲げ、うつ伏せ片ひざ曲げのポーズを3呼吸。左脚が左側に逃げないように注意。

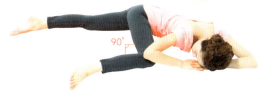
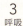
3呼吸
90°

三角のポーズ

3週目／6日目

【ウッティタ・トリコーナ・アーサナ　Utthita Trikonasana】
※Utthitaは「伸ばした」、Trikonaは「三角」の意味

難易度： ▲ 中級

【主な効果】
- 呼吸の質を改善
- 全身の引き締め
- 疲労回復
- 代謝アップ

上下に伸ばした両腕と左右に大きく開いた脚とで三角形を描きます。下半身を安定させ四肢を広げてポーズを保つのでからだ全体が引き締まります。姿勢の悪さなどからふだん縮みがちな胸も開くため、呼吸が深まり、代謝アップ、疲労回復、睡眠の質の向上なども期待できます。

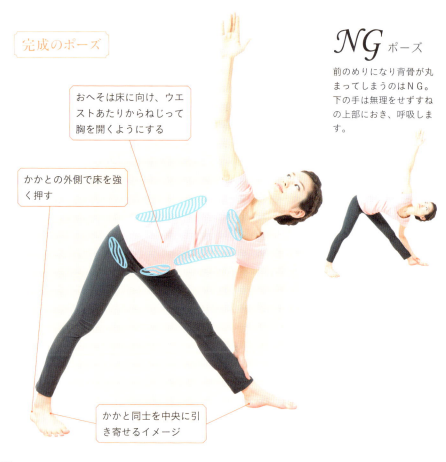

完成のポーズ

- おへそは床に向け、ウエストあたりからねじって胸を開くようにする
- かかとの外側で床を強く押す
- かかと同士を中央に引き寄せるイメージ

NGポーズ

前のめりになり背骨が丸まってしまうのはNG。下の手は無理をせずすねの上部におき、呼吸します。

プロセス

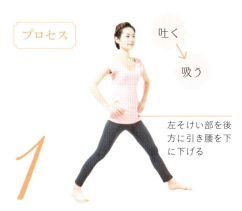

左そけい部を後方に引き腰を下に下げる

1 脚を肩幅の2倍強に開いて立つ。腰に手を当て左足のつま先を外側、右足つま先は60°内側に向けて左もものつけ根を床に近づける。

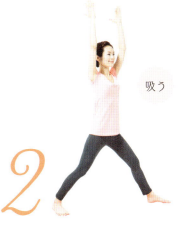

2 手を腰から離し、息を吸いながら両腕を天井の方向に伸ばす。両手の間にボールをはさみ、頭上に持ち上げるイメージで両かかとでしっかり床を押す。

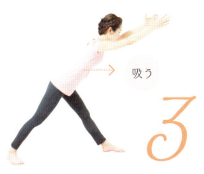

3 息を吐きながら、両腕を左脚のつま先方向に向けて上体を傾けていく。このとき、右肩を左肩より前方に押し出すように、左脚の親指のつけ根で強く床を押す。

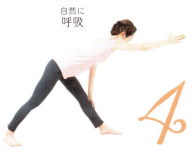

自然に呼吸

4 上体を股関節に違和感がないところまで倒し、左腕はすねの上部におく。左手とすねで押し合うようにして下腹部を引き上げ、上体を伸ばす。

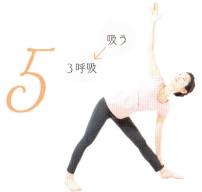

吸う
3呼吸

5 息を吸いながら上体を右回りに起こす。同時に左もものつけ根を外側に回転させる意識をもつ。右手の指先を天井に向け、視線は右手の指先に。ここで3呼吸。手脚を入れ替えて、1～5を同様に行なう。

3週目／6日目
体側を伸ばすポーズ

【ウッティタ・パルシュヴァ・コーナ・アーサナ／Utthita Parsvakonasana】
※Utthitaは「伸ばした」、Parsvaは「横腹」、konaは「角度（をつける）」の意味

難易度：　　　　▲　　　　中級

【主な効果】
- 太ももの引き締め
- 脚のむくみ解消
- 脂肪燃焼
- 冷えの緩和

三角のポーズのバリエーションともいえるポーズで、より体側の伸びを感じることができます。からだの「軸」をしっかり意識し、つま先から脚の外側、腰、ウエスト、わき、二の腕、そして指先まで、途切れることなく伸びを感じましょう。全身の血流が高まるのも感じられるはずです。

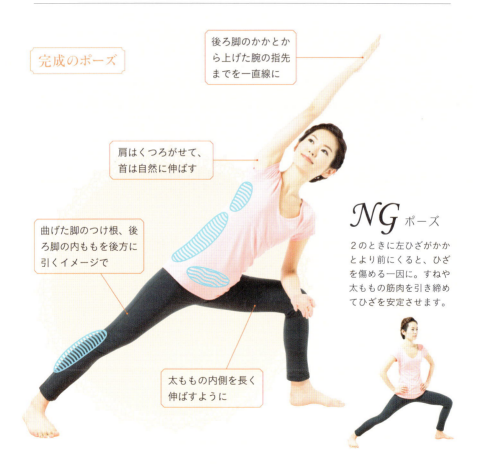

完成のポーズ

後ろ脚のかかとから上げた腕の指先までを一直線に

肩はくつろがせて、首は自然に伸ばす

曲げた脚のつけ根、後ろ脚の内ももを後方に引くイメージで

太ももの内側を長く伸ばすように

NG ポーズ

2のときに左ひざがかかとより前にくると、ひざを傷める一因に。すねや太ももの筋肉を引き締めてひざを安定させます。

> プロセス

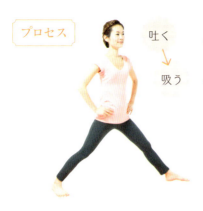

吐く → 吸う

1
腰幅の約3倍の幅くらいに脚を横に開く。腰に手を当て、息を吐く。息を吸いながら、左足のつま先を外側に、右足のつま先を正面から60°内側に向け、目線は右脚のつま先と同じ方向に。

2
吐く

息を吐きながら、左ひざを曲げて腰を落としていく。ひざの角度は90°に。両脚の太ももの前側と後ろ側の筋肉を引き締め、下半身を安定させる。

- 右足のかかとにも重心をしっかりのせる
- ひざの真下にかかとがくるように

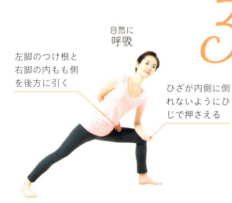

3
自然に呼吸

- 左脚のつけ根と右脚の内もも側を後方に引く
- ひざが内側に倒れないようにひじで押さえる

右脚の延長線上に伸びるように上体を左側に倒す。左ひじは左ひざの上に、右手は背中側から左脚のつけ根にひっかけ後方に引く。

二の腕は耳の横にくるように

4
右手を左脚のつけ根から離し、息を吸いながら腕を頭の方向に伸ばす。視線はやや上に。ここで3呼吸。手脚を入れ替え1〜4を同様に。

吸う → 3呼吸

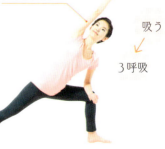

呼吸を深め、脂肪燃焼効果を高める

三角のポーズ&体側を伸ばすポーズのプログラム

ふだん、伸ばす機会が少ない腰まわりと、体側をストレッチ。動作と呼吸を連動させると脂肪燃焼効果も高まり、心もからだもすっきりします。

健康 代謝改善、呼吸を深める
美容 脂肪燃焼
メンタル 気持ちがすっきりする

目安時間 10min.

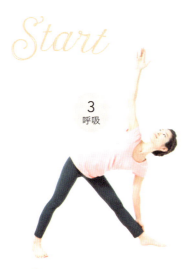

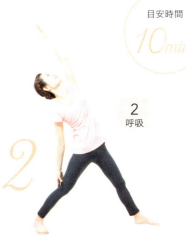

2 呼吸
下半身はそのままで左体側を伸ばす

下半身はそのままで左手を上げ、左体側を伸ばす。からだの動きに合わせて体液がゆっくりと流れていくのをイメージするのがポイント。右腕と右肩は力を抜く。

1 三角のポーズ
3 呼吸

上体を左に倒した三角のポーズを3呼吸行なう。ゆっくりと上半身の体液を移動させるように上体を起こす。

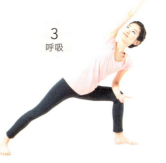

7 リラックスして体側を伸ばすポーズ
3 呼吸

左ひじを左ひざに置き、体側を伸ばすポーズを3呼吸行なう。脚を入れ替えて1〜7を同様に。

3 体側の強い伸びを感じる

左ひざを曲げ、腰を落とす。ひざはつま先よりも前に出ないように注意。右手、右肩はリラックスさせる。

2 呼吸

4 胸を全方位に開く準備

上体を起こし、腕を天井に向かって伸ばす。左ひじを曲げて右手でつかみ、右手で押すようにして左上腕をストレッチ。

2 呼吸

5 胸を左右に開く

左手で右肩をつかみ、右腕を伸ばす。胸の前面と背面に左右の広がりを感じる。

※4→5は肩まわりをほぐす②（P.28）を参照

2 呼吸

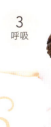

3 呼吸

6 柔らかい胸の広がりを感じる

両腕を肩の高さで広げ、目線は左手の指先に向ける。胸を全方位に開放してゆったりとした呼吸を行なう。

3週目／7日目 〜リラックスポーズ〜

子どものポーズ

【バーラ・アーサナ／Balasana】
※Balaは「子ども」の意味

難易度： 中級

【主な効果】
- 興奮を鎮める
- 疲労回復
- 腰痛の改善
- 股関節を柔らかく

「チャイルドポーズ」とも呼ばれ、全身の力を抜いて子どもが眠るときのようにリラックスするポーズです。今回は、よりからだの力を抜きやすくするためのいくつかのバリエーションを加えて紹介します。自分のお気に入りのポーズを見つけ、疲れやストレスを感じたときなどの対処法としても活用を。

完成のポーズ

床に正座し、左右のつま先同士を近づける。脚のつけ根から折るように上体を前に倒し、万歳をして額と手のひらを床につける。ここで3呼吸。

自然に
呼吸
↓
3呼吸

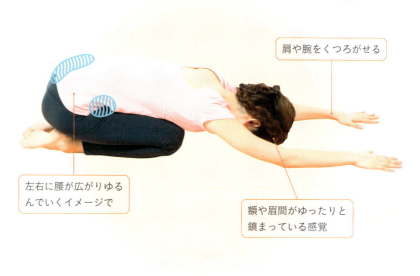

肩や腕をくつろがせる

左右に腰が広がりゆるんでいくイメージで

額や眉間がゆったりと鎮まっている感覚

Variation 1

正座をしてひざを開き、上体を前に倒して脚の間に上体をしずめる。腕を体側に伸ばし、てのひらは上に。顔は向けやすいほうに向け、顔の横を床につける。ここで3呼吸。

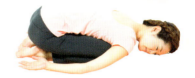

自然に呼吸
3呼吸

Variation 2

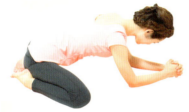

自然に呼吸

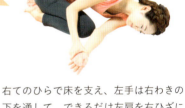

吐く
3呼吸

正座をした状態からひざを大きく開き、上体を前に倒す。ひじから先を床につけて、額の下で両手を組む。

右てのひらで床を支え、左手は右わきの下を通して、できるだけ左肩を右ひざに近づけるように上体をねじる。右手で左手首をつかんでねじりをサポートして3呼吸。反対側も同様に。

Variation 3

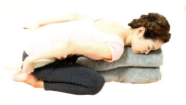

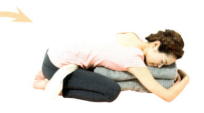

正座の状態から上体を倒すのがつらい人は、脚の間に毛布などを置き、毛布の上に上体を倒す。あらかじめ脚のつけ根部分にタオルを通しておきタオルの両端をつかんで後方に引っ張る。

タオルから手を離す。脚のつけ根部分に空間ができ、股関節のつまりがとれるので、さらに上体を前に倒しやすくなる。

3週目／7日目 ～リラックスポーズ～
ライオンのポーズ

【シンハ・アーサナ／Simhasana】
※Simhaは「ライオン」または「獅子」の意味

難易度： 中級

【主な効果】
- ストレスの軽減
- 表情が豊かに
- 新陳代謝アップ
- お腹の引き締め
- デトックス

ライオンをイメージし、両ひざ両手を床につき、雄叫びを上げるように大きく目や口を開きます。開いた口から体内にたまっている毒素が吐き出されるイメージで舌を出します。自分がもっているエネルギーをパワーアップさせるつもりで大きく、大胆に、目や口を動かしましょう。

完成のポーズ

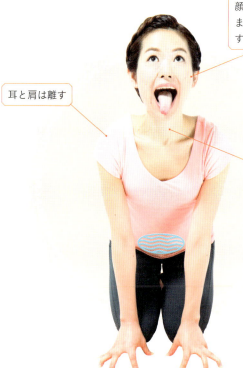

- 顔は正面に向けたまま、口と目だけを動かす
- 耳と肩は離す
- のどの奥を開放するイメージで口を大きく開ける

> プロセス

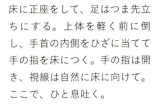

1 床に正座をして、足はつま先立ちにする。上体を軽く前に倒し、手首の内側をひざに当てて手の指を床につく。手の指は開き、視線は自然に床に向けて。ここで、ひと息吐く。

吐く

肩の力を抜く

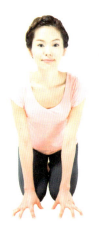

吸う

2 手足は動かさずに、息を吸いながらゆっくりと顔を正面に起こす。

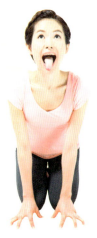

吐く

3 顔は正面を向けたまま、一気に息を吐きながら両目を大きく見開いて視線は天井に向ける。同時に、口を上下に大きく開け、思いきり下に向かって舌を出す。

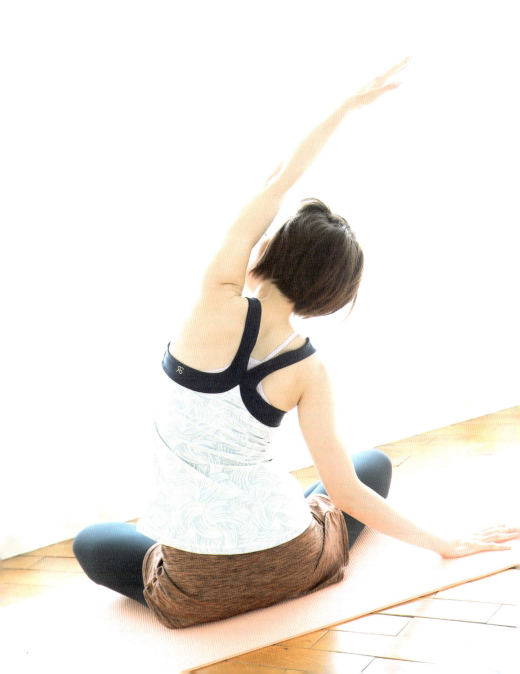

ポーズ&プログラム

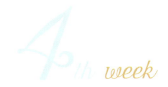
4th week

4週目は、きほんのヨガの総仕上げ。難易度の高いアーサナを行ないながら、体幹を鍛え股関節も柔軟に。4週目を終えた頃には、心身の変化を感じられるでしょう。体幹強化、代謝&免疫力のアップ、気持ちが前向きになるなどの効果が期待できます。

4週目／1日目
賢者のポーズ

※Vasisthaは「偉大なヨガの賢人（もっとも素晴らしいという意）」の意味

難易度： 中級

【主な効果】
- 全身の引き締め
- 集中力のアップ
- 骨盤のゆがみ改善
- 体幹強化

インドで信仰されているヒンドゥー教でもっとも重視されている叙情詩に登場する賢者のひとり、ヴァシツァにささげられたポーズです。片手と片脚で床を支え、からだの中心軸を意識してバランスをとりましょう。頭頂から足裏までの力強い伸びを意識しましょう。

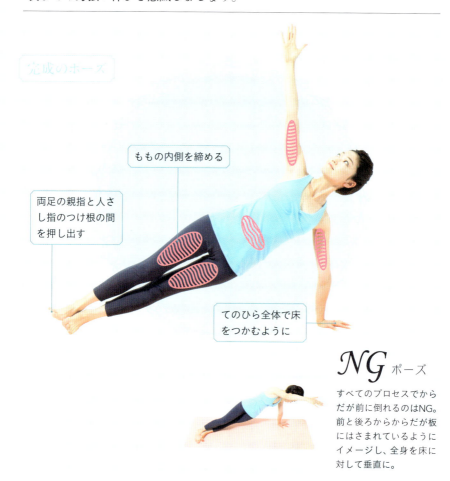

完成のポーズ

- ももの内側を締める
- 両足の親指と人さし指のつけ根の間を押し出す
- てのひら全体で床をつかむように

NG ポーズ

すべてのプロセスでからだが前に倒れるのはNG。前と後ろからからだが板にはさまれているようにイメージし、全身を床に対して垂直に。

プロセス

1

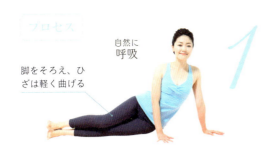

自然に呼吸

脚をそろえ、ひざは軽く曲げる

左脚を下にして、床に横になる。つま先を立てて脚をそろえ、ひざは軽く曲げる。両手を床についてひじを伸ばし、上体を起こす。顔、胸は正面に向ける。

2

右手を床から離し、腰に当てる。右脚で左脚をまたぎ、左すねの前で右足をつく。ここでひと息吐く。

吐く

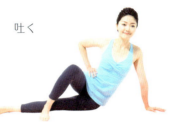

3

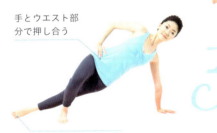

手とウエスト部分で押し合う

内ももを引き締め力強く親指と人さし指のつけ根の間を押し出す

吸う

右脚に体重をかけ、右手とウエスト部分で押し合うようにして上体を吸う息で持ち上げる。同時に左脚の内側のラインを強く伸ばす意識をもつ。

4

左脚の内ももとすねを引き締め、左脚と左手で体重を支える。縦の伸びを保ったまま右脚を浮かせて左脚にそろえる。吸う息で右腕を上に。反対側も同様に行なう。

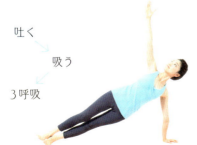

吐く
吸う
3呼吸

Easy ポーズ

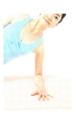

すべてのプロセスを下側の腕のひじをついて行なうと、腹筋やからだの軸を意識しやすくなります。慣れるまで、ひじをついて行なうのもおすすめ。

4週目／1日目
板のポーズ

【クンバカーサナ：Kumbhakasana】
※Kumbhaは「瓶」または「壷」、Kumbhakaは「止気」または「保気」の意味

難易度： 中級

【主な効果】
- 体幹部の筋肉強化
- 下腹部の引き締め
- 二の腕の引き締め
- 背骨のゆがみ改善

腕立て伏せをはじめる前のように、下向きになって両手両脚を床につくポーズ。ポーズ名の通り「板」をイメージして、頭〜かかとまでのラインを真っすぐにキープしましょう。内ももやお腹の深層筋など中心軸となる筋肉を使い、最小限の力で真っすぐな板のラインをつくりましょう。

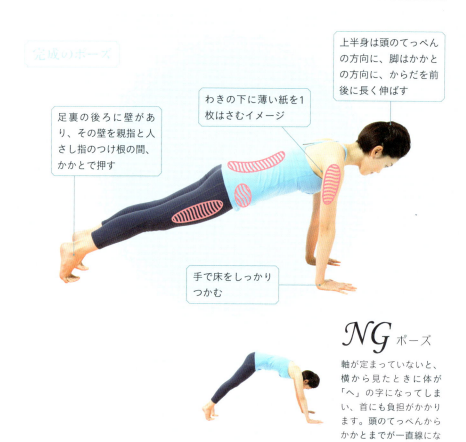

完成のポーズ

- 足裏の後ろに壁があり、その壁を親指と人さし指のつけ根の間、かかとで押す
- わきの下に薄い紙を1枚はさむイメージ
- 上半身は頭のてっぺんの方向に、脚はかかとの方向に、からだを前後に長く伸ばす
- 手で床をしっかりつかむ

NG ポーズ

軸が定まっていないと、横から見たときに体が「へ」の字になってしまい、首にも負担がかかります。頭のてっぺんからかかとまでが一直線になる体勢を目指して。

プロセス

1

吐く

両手と両ひざを床につき、足の甲を床につける。手は肩の下につき、ひざは90°になるように。視線はやや前方に向ける。

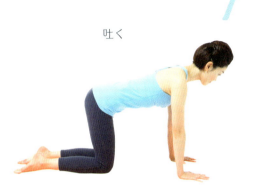

2

吸う

右脚を後方に引いてひざを伸ばしてつま先立ちに。下腹部を引き締め、右足先から頭頂までの軸を意識する。

親指と人さし指のつけ根の間、かかとで壁を押すように

3

下腹部の引き締めと縦の伸びを意識したまま、左脚も2と同様に伸ばす。視線はやや前方に向けたまま、ここで3呼吸。

下腹部と内ももの引き締めを保つ

吸う
↓
3呼吸

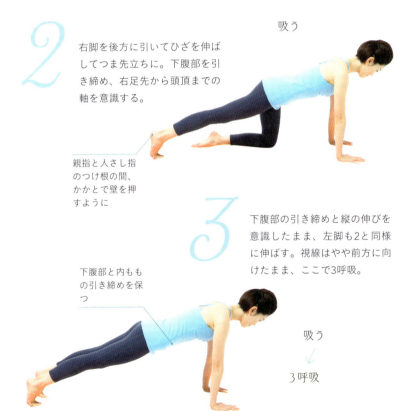

少ない支点でからだを支え、体幹を強化し、美しいからだのラインへ

賢者のポーズ&板のポーズのプログラム

体幹を鍛えたい人、頭立ちのポーズの準備に最適のプログラムです。いずれのポーズも肩は耳から遠ざけ、のどの奥の力を抜くのがコツです。

[健康] 代謝アップ、腰痛防止
[美容] ウエストまわりの引き締め、からだのラインを美しく
[メンタル] 集中力アップ、自信をもつ

目安時間

お腹まわりの筋肉を使う

左脚を下にして、床に横になる。つま先を立てて脚をそろえ、ひざは軽く曲げる。左ひじを肩の真下につき、息を吸いながら腰を引き上げたら、右手は「前にならえ」の要領で前に伸ばす。

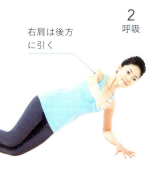

2 呼吸

右肩は後方に引く

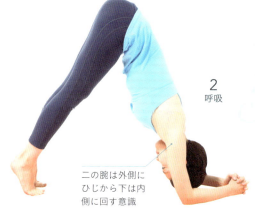

2 呼吸

二の腕は外側にひじから下は内側に回す意識

頭立ちの準備のポーズに挑戦

下腹部の引き上げを保ち、両ひじは左右に開かないよう引き締めて、足先を少しずつ前方に歩かせる。このとき、首の力は抜く。反対側も1〜5を同様に。

左体側全体を引き締める

右脚を下ろし、賢者のポーズの要領で右脚を左脚にのせてそろえ、ひざを伸ばし、からだを一直線にする。右手はからだの横に添える。肩は耳から遠ざけて。

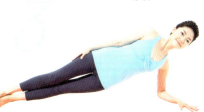

バランス力を高める

左体側の引き締めを保ち、左ひじから左足先側面までの軸を意識しつつ、右脚を持ち上げる。

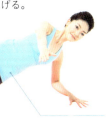

左体側の引き締めを保つ

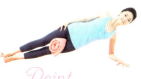

Point

太ももの間に丸めたバスタオルなどをはさむと体幹を意識しやすくなり、バランスが上手にとれます。

体幹を強化する

3から腰を落として両ひざをつき伏せる。肩の真下にひじをつき、両手を組む。板のポーズの要領でひざを伸ばし、頭からかかとまで一直線に保つ。

3
呼吸

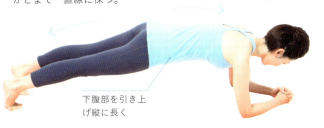

下腹部を引き上げ縦に長く

仰向けの英雄座

4週目／2日目

【スプタ・ヴィーラアーサナ Supta Virasana】
※Suptaは「仰向け」または「寝た」、Viraは「英雄」の意味

難易度： 中級

【主な効果】
- 消化促進
- 太ももすっきり
- 腰痛防止
- 猫背の改善

ヨガの代表的な座り方である「英雄座」。ひざを曲げ、かかとを太ももの外側につける座り方で、「割座」とも呼ばれます。股関節が固い人は、片脚ずつ行なったり、毛布を使うなど、無理をせずに徐々に完成ポーズを目指しましょう。胃腸の働きを促すので、食べすぎたときに行なうと効果的です。

完成のポーズ

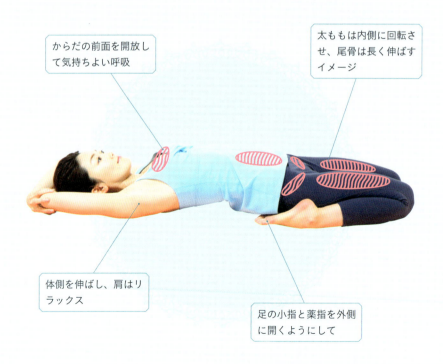

- からだの前面を開放して気持ちよい呼吸
- 太ももは内側に回転させ、尾骨は長く伸ばすイメージ
- 体側を伸ばし、肩はリラックス
- 足の小指と薬指を外側に開くようにして

プロセス

1

自然に呼吸

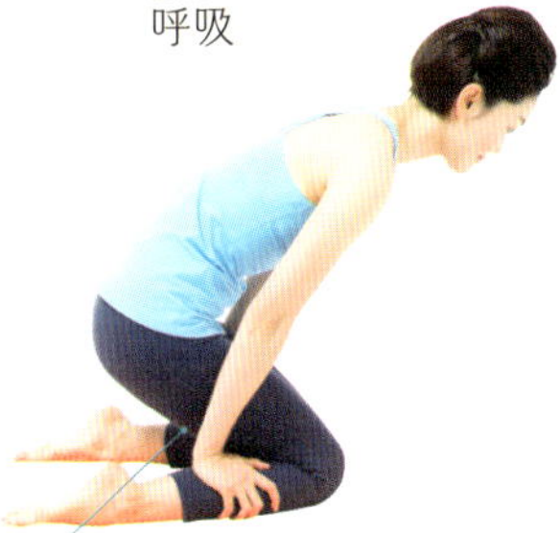

お尻は左右のかかとの間に

ひざをそろえて、床にひざ立ちになる。かかとは腰幅より少し広めに開き、足の甲は床につける。ひざの裏に手を入れて、ふくらはぎの筋肉を足首方向に流しながらお尻をかかとの間に下ろす。

2

吸う
吐く

両手を腰の後ろにつき、内そけい部を床に近づけ息を吸う。息を吐きながら目線はひざの間に向けたまま、少しずつ上体を倒していく。

3

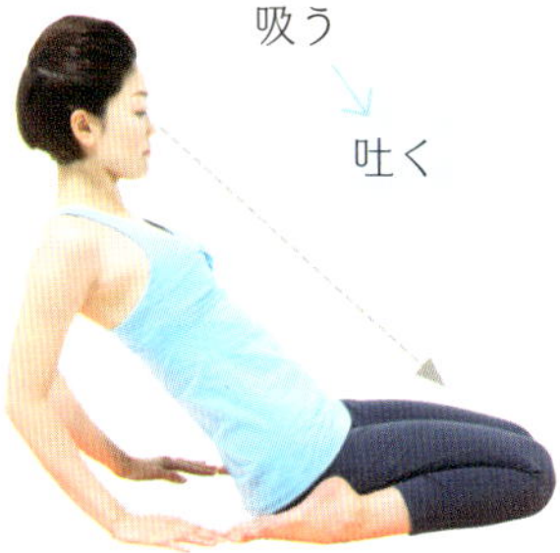

吸う
5呼吸

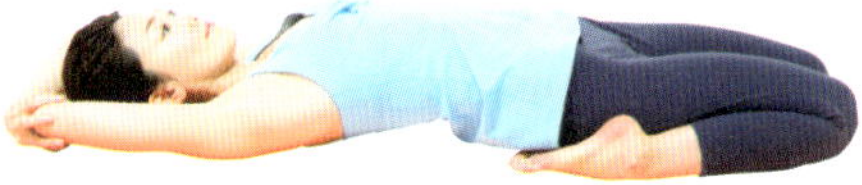

仰向けになったら、両手は楽な位置におくか、頭の上で互いのひじを組む。ここで5呼吸。

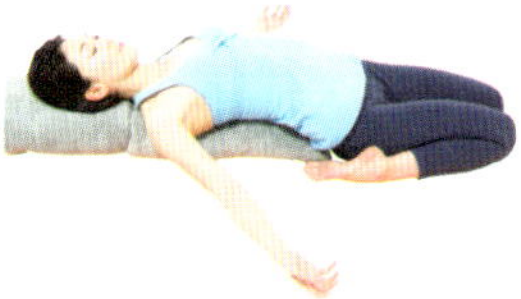

Easy ポーズ

からだを後ろに倒したときにひざが浮いてしまう人、後ろに倒すのがつらい人は、背中に丸めた毛布などを入れて行なってみて。太ももの前側が伸ばしやすくなります。

股関節を徹底的にほぐし、滞りを解消する

仰向けの英雄座のプログラム

太ももの筋肉をくまなくストレッチし、股関節も全方位でほぐすプログラム。下半身の老廃物を流し、心もからだもすっきり。

[健康] 股関節を柔軟にして若々しさを保つ、老廃物の排出促進
[美容] ポッコリお腹を解消、太ももの引き締め
[メンタル] リフレッシュ、気持ちをすっきり

目安時間

3
呼吸

太もも前面をストレッチ

仰向けの英雄座を3呼吸行なう。みぞおちをゆるめ、太ももは内側に回転させるイメージで。

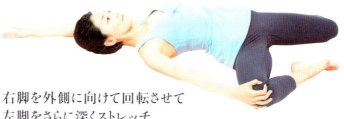

右脚を外側に向けて回転させて左脚をさらに深くストレッチ

右手で右ひざをつかみ、ひざを胸に近づけつつ、ゆっくりと外側に開いていく。右のそけい部を床に押しつけるようにしてお腹を縦に長く伸ばし、左腕は頭上に伸ばす。2〜6を反対側も同様に。

3
呼吸

2
呼吸

2
呼吸

片脚の英雄座で座る

上体を起こして右脚を伸ばした片脚の英雄座に。このままゆっくりと仰向けになる。

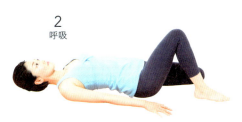

左の太もも前面をストレッチ

右足裏で立つかのように腰を浮かせ気味にして、左太ももを内側に回す。

両手とひざ裏で押し合うようにして右そけい部を下に

3
呼吸

3
呼吸

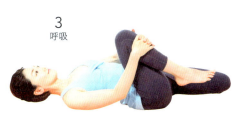

さらに深く左股関節に働きかける

右脚を下ろしひざを抱え、左太ももの変化を感じながら、無理のない範囲でゆっくりと胸に近づけていく。

左の腸腰筋を伸ばす

右ひざの裏を両手でつかみ、息を吸いながら右脚をゆっくり上に伸ばす。左のお腹の奥の筋肉の伸びを意識する。

Advice
ひざに痛みを感じる人は、5～6は行なわず4でやめておきましょう。

牛の顔のポーズ

4週目／3日目

【ゴームカ・アーサナ　Gomukhasana】
※Goは「牛」、mukhaは「顔」の意味

難易度： 中級

【主な効果】
- 二の腕の引き締め
- 肩こり緩和
- 冷え性の改善
- リフレッシュ

深い呼吸をくり返しながらポーズをキープすることで、肩甲骨と股関節のどちらにも働きかけて、からだに健やかさをもたらすポーズです。慣れてきたら、キープ中は胸のチャクラ（アナーハタ）に意識を向けましょう。ポーズを解いた後の余韻も感じてみましょう。

完成のポーズ

OK ポーズ
背中を組んだ腕に押しつけるように首の後ろを長く保って。

NG ポーズ
肋骨を前に押し出すようにポーズをとるのはNG。指が届かないときは、タオルなどを使います。

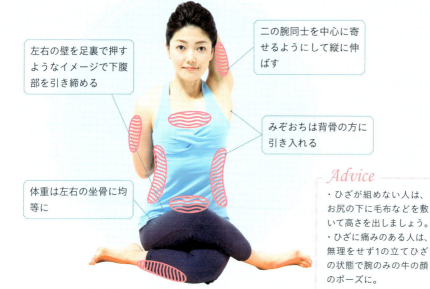

- 左右の壁を足裏で押すようなイメージで下腹部を引き締める
- 二の腕同士を中心に寄せるようにして縦に伸ばす
- みぞおちは背骨の方に引き入れる
- 体重は左右の坐骨に均等に

Advice
・ひざが組めない人は、お尻の下に毛布などを敷いて高さを出しましょう。
・ひざに痛みのある人は、無理をせず1の立てひざの状態で腕のみの牛の顔のポーズに。

プロセス

1
右脚を手前にしたあぐらで座り、右ひざを立てて両手をひざにおく。

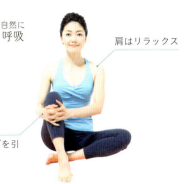

自然に呼吸
肩はリラックス
両手でひざを引き寄せる

2
左ひざをからだの中心に移動させ右脚は左脚をまたぐ。左手で右足首を持ち、左側に移動させてひざ同士を重ねる。

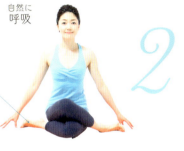

自然に呼吸
左右の壁を押すようなイメージで下腹部を引き締める

3
両腕を上げ、左ひじを曲げててのひらを背中側に。右手で左ひじを上から押さえ、左てのひらを背中の真ん中に安定させる。

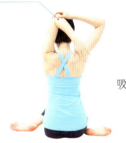

右手で左ひじを下に押す
吸う

4
右腕を下ろし、肩のつけ根から内側に回すようにしてからひじを曲げ、手の甲を背中に回す。両手の指を引っかけ3呼吸。反対側も1〜4を同様に。

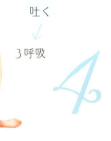

二の腕を内から外に向かって回すように
吐く
↓
3呼吸

4週目／3日目

腰かけねじりのポーズ

【パリヴリッタ・ウトゥカターサナ／Parivrtta Utkatasana】
※Parivrttaは「反転した」または「ねじった」、Utkataは「力強い」の意味

難易度： 中級

【主な効果】
- ふくらはぎの引き締め
- 便秘解消
- ウエストのくびれ
- 背骨のゆがみ調整

文字通りイスに腰をかけるような体勢で上半身をねじります。すねや内ももの筋肉を引き締めて、下半身を安定させて深くねじりましょう。代謝を上げる、デトックス作用、からだ全体を引き締めるなど、美容、健康ともに優れた効果があります。

完成のポーズ

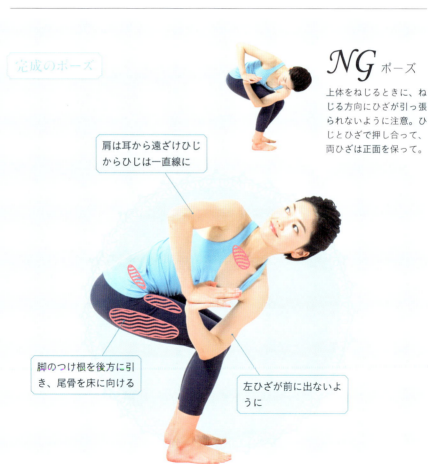

NG ポーズ
上体をねじるときに、ねじる方向にひざが引っ張られないように注意。ひじとひざで押し合って、両ひざは正面を保って。

肩は耳から遠ざけひじからひじは一直線に

脚のつけ根を後方に引き、尾骨を床に向ける

左ひざが前に出ないように

> プロセス

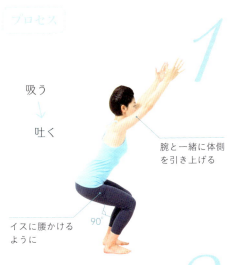

吸う
↓
吐く

腕と一緒に体側を引き上げる

イスに腰かけるように

90°

脚をそろえて立つ。息を吸いながら両腕を前方に伸ばし、てのひらを内側に向ける。息を吐きながら、上体をやや前傾させて腰を落とし、ひざを90°に。両腕を頭の方向に上げる。

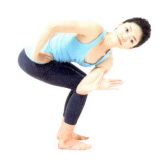

吸う

両腕を下ろし、右手は腰に。坐骨を左右に押し広げるようにお尻を突き出しながら、上体を右にねじり、左ひじを右ひざの外側に引っかける。顔も右側に向ける。

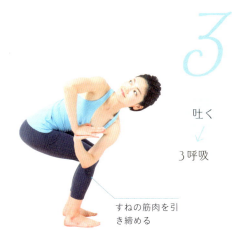

吐く
↓
3呼吸

すねの筋肉を引き締める

体勢はそのままで、息を吐きながら胸の前で両手を合わせる。左ひじと右ひざで押し合いながらさらに上体を右にねじり、視線も斜め後方上に。ここで3呼吸。1〜3を反対側も同様に。

たるみが気になるパーツを徹底引き締め

牛の顔のポーズ&腰かけねじりのポーズのプログラム

二の腕、ウエスト、ヒップ、ふくらはぎと、女性が気になるパーツを一度にシェイプアップできるプログラムです。からだの中心軸を意識しましょう。

健康 便秘解消、肩こりの改善
美容 二の腕とウエストのぜい肉解消、脂肪燃焼、代謝アップ、デトックス
メンタル 気持ちを晴れやかに穏やかに整える

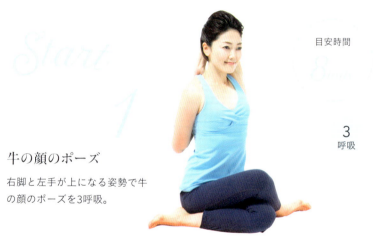

目安時間
3呼吸

牛の顔のポーズ
右脚と左手が上になる姿勢で牛の顔のポーズを3呼吸。

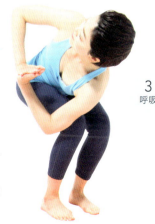

3呼吸

からだ全体の引き締めを感じる
上体はねじったままかかとを下ろし腰を引き上げ、腰かけねじりのポーズに移行する。反対側も1〜5を同様に。

2 左そけい部を安定させてウエストをねじる

手をほどき、上体を右にねじる。左腕は右ひざに引っかけて、ポーズを安定させる。椎骨（背骨を構成する小さな骨）ひとつひとつの間隔を空けるつもりで上体を引き上げる。

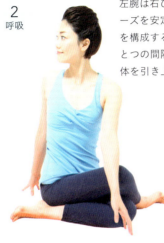

2
呼吸

3 骨盤を安定させて下腹部からねじる

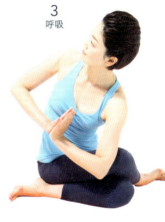

3
呼吸

左手を右ひざ外に引っかけたまま、上体を前傾させて左ひじと右ひざで押し合うようにして胸の前で合掌する。

4 3の感覚を生かしてねじる

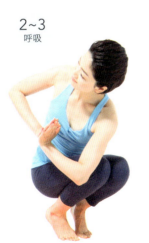

2〜3
呼吸

いったんポーズを解いて、つま先立ちになる。両手で床を支えて両ひざを浮かせ、上体を起こす。3と同様に骨盤を安定させて上体を右にねじり合掌する。

4週目／4日目

下を向いた犬のポーズ

【アド・ムカ・シュヴァナーサナ　Adho Mukha Svanasana】
※ Adhoは「下方向」、Mukhaは「向かう」、Svanaは「犬」の意味

難易度：　　　　　▲　　　　　中級

【主な効果】
- ヒップアップ
- 肩こりの緩和
- 血行促進
- 全身のストレッチ

犬が気持ちよく伸びをしている姿をイメージ。「ダウンドッグ」とも呼ばれます。からだを下に向けて手足を床につき、床を底辺、お尻をトップにした三角形を描きます。三角形なので手からお尻、かかとからお尻までのラインは真っすぐに。手と足の距離はからだの伸びを感じられる位置に。

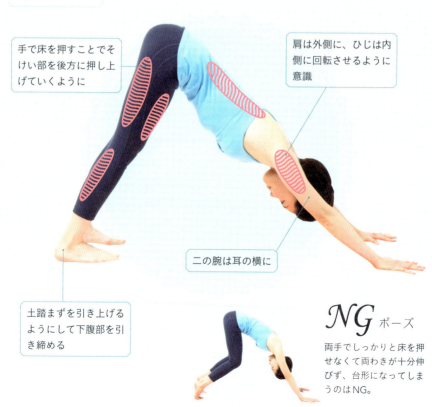

完成のポーズ

- 手で床を押すことでそけい部を後方に押し上げていくように
- 肩は外側に、ひじは内側に回転させるように意識
- 二の腕は耳の横に
- 土踏まずを引き上げるようにして下腹部を引き締める

NGポーズ
両手でしっかりと床を押せなくて両わきが十分伸びず、台形になってしまうのはNG。

プロセス

1

床に両手、両ひざをつく。脚は腰幅に開き、足の甲は床につく。手は肩の下よりてのひらひとつ分前につく。視線は床に向ける。

自然に呼吸

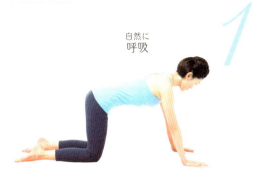

2

両足のつま先を立て、息を吸いながら胸を引き上げて、腰を反らせる。顔も少し上げ、視線は斜め前方に。

吸う

お腹に力を入れ、腰への負担を和らげる

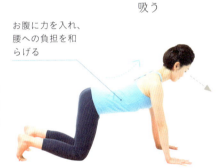

3

腰を反らしたまま、息を吐きながらお尻を持ち上げる。手で床を押すことでそけい部を斜め上後方に引くように両わきを伸ばす。犬が気持ちよく伸びをするような全身のストレッチを感じる。ここで3呼吸。

吐く
↓
3呼吸

親指と人さし指のつけ根に重心をおいて床を押し、そけい部を後方に引く。

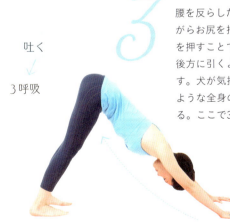

4週目／4日目

伸ばした片脚を高く上げるポーズ

【ウールドゥヴァ・プラサリータ・エーカ・パーダアーサナ：Urdhva Prasarita Eka Padasana】
※Urdhvaは「高く」Prasaritaは「伸ばした」Eka Padasanaは「片脚」の意味

難易度：　　　　　　　　　　▲　中級

【主な効果】
- 股関節を柔らかく
- アンチエイジング
- ヒップアップ
- むくみ解消

頭を下に向けて行なう逆転のポーズのひとつ。前屈の状態から片方の脚を天井に向けて上げて、大きく開脚します。上げた脚が外側に開かないよう、骨盤を床と平行に保つことが大切。正しいアライメントで行なうと頭に血液が巡る心地よさと静寂を感じることができます。

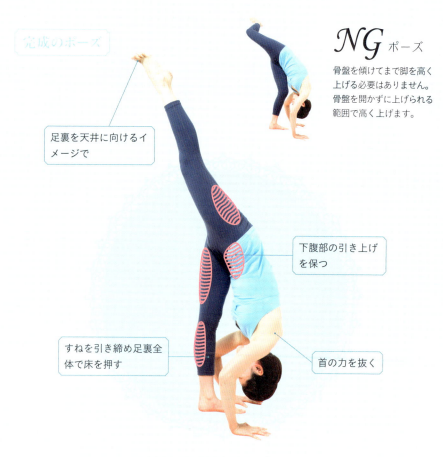

完成のポーズ

- 足裏を天井に向けるイメージで
- 下腹部の引き上げを保つ
- すねを引き締め足裏全体で床を押す
- 首の力を抜く

NG ポーズ
骨盤を傾けてまで脚を高く上げる必要はありません。骨盤を開かずに上げられる範囲で高く上げます。

> プロセス

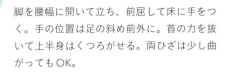

1 脚を腰幅に開いて立ち、前屈して床に手をつく。手の位置は足の斜め前外に。首の力を抜いて上半身はくつろがせる。両ひざは少し曲がってもOK。

自然に
呼吸

脚のつけ根からからだを折るように前屈

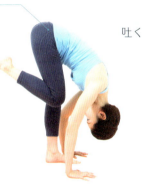

床と骨盤の平行を保つ

吐く

2 息を吐きながら、右脚を床から離してひざを折り曲げ、浮かせていく。左脚に体重をのせて両手は床を支える程度に。

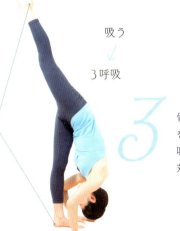

吸う
↓
3呼吸

3 骨盤の平行と下腹部の引き上げを保ったまま右脚を上げて3呼吸。脚を入れ替えて、1〜3を反対側も同様に行なう。

軸脚と上げた脚のかかと同士を中心に引き寄せるイメージ

157

アーサナの王様「頭立ちのポーズ」の恩恵を受ける

下を向いた犬のポーズ&伸ばした片脚を高く上げるポーズのプログラム

股関節の柔軟性を高め、腸腰筋を強化するプログラムです。アーサナの王様「頭立ち」と同様のさまざまな優れた効果が得られます。

- 健康 からだのゆがみを整える、血行促進、冷え性の改善
- 美容 アンチエイジング、むくみ解消、代謝アップ
- メンタル 気持ちがすっきりする、頭に静寂が訪れる

目安時間

下を向いた犬のポーズ

かかとを壁につけて、下を向いた犬のポーズを3呼吸。のどの奥はゆるめる。

3呼吸

骨盤の平行を保って脚を上げる

足の甲を壁に沿わせながら右脚を上げていく。同時に、両手を歩かせるようにして壁に近づける。

自然呼吸

壁に沿わせていくイメージで脚を上げる

両手を歩かせるように左脚に近づけ、右脚は壁に沿わせたイメージで上げていく。ここで穏やかに3呼吸。脚を入れ替えて1～7を同様に。

3呼吸

頭の静寂を感じとる

頭立ちの感覚を体験する

右脚を可能なところまで上げて、上半身を壁にできるだけ近づける。左足の土踏まずを引き上げ、かかとを重く足指は浮かせるように。すねに力を伝えポーズを安定させる。

2〜3
呼吸

逆転の効果を感じとる

正座をして、上体を伏せて腕を前に伸ばす。

5
呼吸

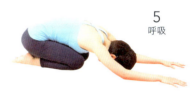

壁で行なった感覚を生かして骨盤の水平を保つ

吸う息で骨盤を水平に保ったまま右脚を後方に上げる（7が難しい人は、このポーズで終わってもOK）。

吸う

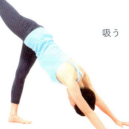

壁を使わず同じ動作を行なう

壁から離れ、腰を引き上げて下を向いた犬のポーズを2〜3呼吸。

2〜3
呼吸

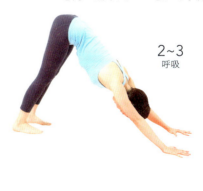

伏せたハトのポーズ

4週目／5日目

【エーカ・パーダ・ラージャカポタ・アーサナ　Eka Pada Rajakapotasana】
※Ekaは「1」、Padaは「脚」、Rajaは「王」、Kapotaは「ハト」の意味

難易度： 中級

【主な効果】
- 股関節を柔らかく
- お尻の引き締め
- デトックス
- リラックス

上体を反る「ハトのポーズ」のバリエーションです。「ハトのポーズ」では後ろ脚の太もも前を主にストレッチしますが、「伏せたハトのポーズ」では前脚の太ももの外からお尻の外側にかけてのストレッチが主になります。ゆったりと深い呼吸をくり返すことで体内のデトックス効果が高まります。

完成のポーズ

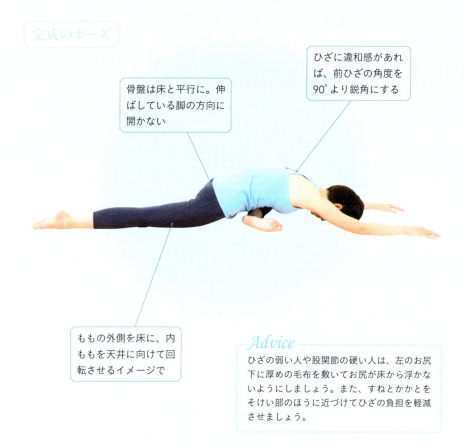

骨盤は床と平行に。伸ばしている脚の方向に開かない

ひざに違和感があれば、前ひざの角度を90°より鋭角にする

ももの外側を床に、内ももを天井に向けて回転させるイメージで

Advice
ひざの弱い人や股関節の硬い人は、左のお尻下に厚めの毛布を敷いてお尻が床から浮かないようにしましょう。また、すねとかかとをそけい部のほうに近づけてひざの負担を軽減させましょう。

プロセス

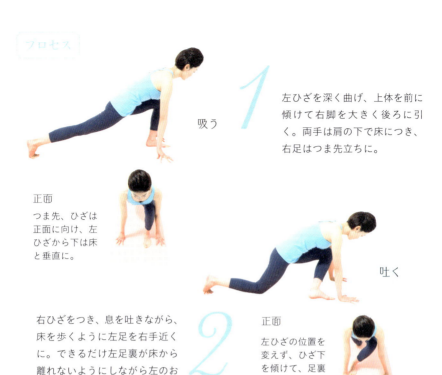

吸う

1 左ひざを深く曲げ、上体を前に傾けて右脚を大きく後ろに引く。両手は肩の下で床につき、右足はつま先立ちに。

正面
つま先、ひざは正面に向け、左ひざから下は床と垂直に。

吐く

2 右ひざをつき、息を吐きながら、床を歩くように左足を右手近くに。できるだけ左足裏が床から離れないようにしながら左のお尻を床に近づける。

正面
左ひざの位置を変えず、ひざ下を傾けて、足裏を右手のほうにもっていく。

自然に呼吸

骨盤を開かず、おへそを床に近づけるイメージ

3 ひざを痛めないように左かかとを右そけい部に近づけてお尻を完全に下ろし、右ひざを伸ばす。同時に上体を起こして顔を正面に向け、手を腰の横で床につく。

4 吸う息でからだの前面を引き上げ、吐く息で手を前方に歩かせながら上体を倒す。伸びている場所に呼吸を送るようにゆったりと5呼吸。脚を入れ替えて、1〜4を同様に行なう。

吸う　吐く　5呼吸

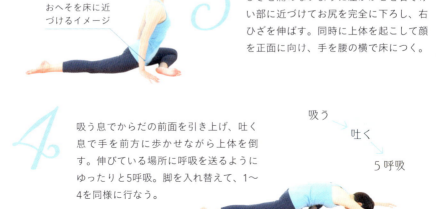

土台を整え後屈のハトのポーズへ

伏せたハトのポーズのプログラム

うつ伏せのハトのポーズから上体を起こすハトのポーズのプログラムは、背骨や骨盤の矯正効果が期待できます。また、股関節の柔軟性も高まります。

健康　坐骨神経痛の緩和、疲労回復
美容　背中を引き締める、太ももの前面を引き締める
メンタル　不要な考えや思いを手放す、すがすがしい開放感が訪れる

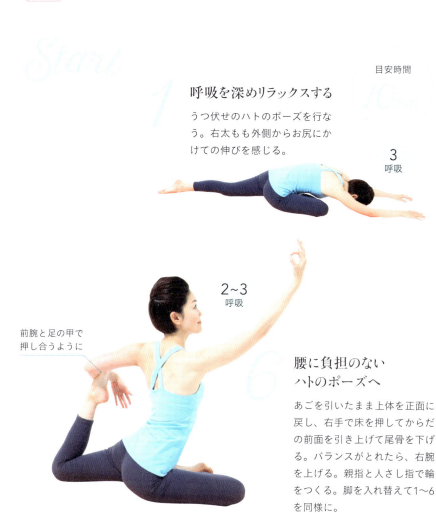

目安時間

呼吸を深めリラックスする

うつ伏せのハトのポーズを行なう。右太もも外側からお尻にかけての伸びを感じる。

3 呼吸

2~3 呼吸

前腕と足の甲で押し合うように

腰に負担のないハトのポーズへ

あごを引いたまま上体を正面に戻し、右手で床を押してからだの前面を引き上げて尾骨を下げる。バランスがとれたら、右腕を上げる。親指と人さし指で輪をつくる。脚を入れ替えて1~6を同様に。

さらに上体をねじり骨盤を水平に

右手で左手首をつかんで引っ張り、右太もも、お尻、体側までが伸びるのを感じて。

2〜3
呼吸

ストレッチが深まるのを感じる

手で床を支えて頭を軽く浮かせる。さらに右手で床を支え、左腕を右わきの下に通す。

2
呼吸

からだの前側を引き上げる

左のつま先を立て、上体を起こす。さらに右手で右ひざ、左手で右足裏あたりを押すようにしてからだの前側を引き上げ、ゆっくりとあごを引いて視線は下に向け続ける。

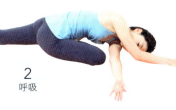

3
呼吸

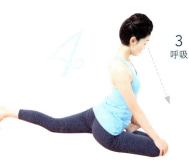

2
呼吸

あごを引いたまま振り返る

あごを引いて目線を下に向けたまま左に振り返り、左ひざを慎重にゆっくりと曲げていく。つま先を左手で引き寄せ、前腕に引っかける。

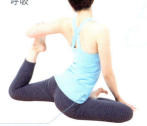

下腹部の引き締めを保つ

ワシのポーズ

4週目／6日目

【ガルーダ・アーサナ Garudasana】
※ Garuda は「鳥の王」または「ヴィシュヌの乗り物」の意味

難易度： 中級

【主な効果】
- 肩甲骨をほぐす
- 二の腕の引き締め
- お尻の引き上げ
- 左右のゆがみ調整

「空の王者」とも呼ばれるワシをイメージしたポーズ。獲物を狙うワシのように研ぎ澄まされた集中と静寂を体験しましょう。また、左右どちらかでバランスがとりにくいことに気づき調整することができます。自分のからだの変化を感じながら続けましょう。

完成のポーズ

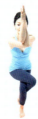

OK ポーズ
正面から見たときに、軸脚のひざが正面を向き、その真上の位置に上側のひじがくるのが理想。

NG ポーズ
軸脚のひざが内側を向くのはNGポーズ。上体が傾き、縦の軸のラインがブレてしまうのもNG。

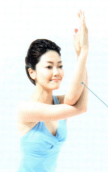

組んだときに上にくるほうの腕のひじと、軸脚のひざをポーズの中心に

尾骨は床に向ける

すね同士を引き締めるようにして骨盤を正面に向ける

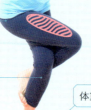

体重は足裏全体に

[プロセス]

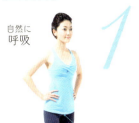

自然に呼吸

1 軽く脚を開いて立ち、手を腰に当てる。自然に呼吸しながら、右足を床から離してひざを曲げ、太ももは軽く内側に回すようにする。

手で骨盤を押し下げる

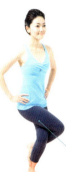

自然に呼吸

2 左ひざは軽く曲げ、右脚はつけ根から動かし、できるだけ上のほうで右太ももにからめる。足の甲はふくらはぎ裏に引っかける。すね同士を引き締め、下腹部を引き上げる。

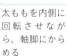

太ももを内側に回転させながら、軸脚にからめる

吸う

3 吸う息で左手を片手拝みに。このとき、左ひじが軸脚の左ひざの真上にくるように中心軸を意識する。

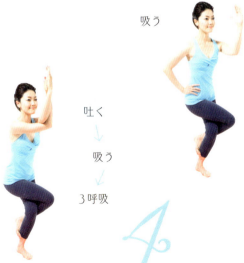

吐く
↓
吸う
↓
3呼吸

4 左ひじの中心軸を保ったまま、右腕を下からからめる。親指が手前になるようにてのひら同士を合わせる。腰を沈めて安定したら、吸う息で両腕を引き上げ3呼吸。反対側も同様に。

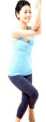

Easy ポーズ

すね同士をからめられないときは、交差した足先をブロックなどの上に置くと安定します。

4週目／6日目

半月のポーズ

【アルダ・チャンドラ・アーサナ　Ardha Chandrasana】
※Ardhaは「半分」、Chandraは「光り輝くもの」の意味

難易度： 中級

【主な効果】
- 下半身の引き締め
- 骨盤のゆがみ調整
- 全身の疲労回復
- 集中力を養う

手足の指先を線でつなぐと「半月」のように見えることから、この名前に。「ハーフムーン」とも呼ばれます。下腹部を引き締め、両手両脚は四方八方に広がっていくイメージでバランスをとりましょう。末端まで呼吸を届けるイメージができると疲労回復効果が高まります。

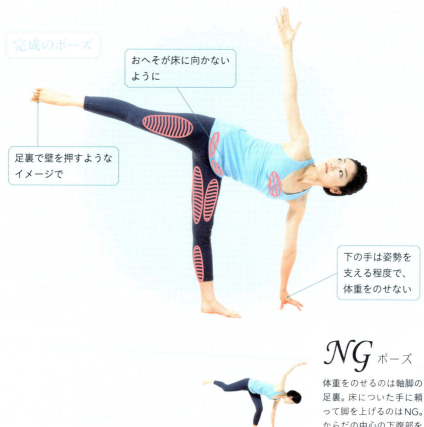

完成のポーズ

- おへそが床に向かないように
- 足裏で壁を押すようなイメージで
- 下の手は姿勢を支える程度で、体重をのせない

NGポーズ

体重をのせるのは軸脚の足裏。床についた手に頼って脚を上げるのはNG。からだの中心の下腹部を引き締めて。

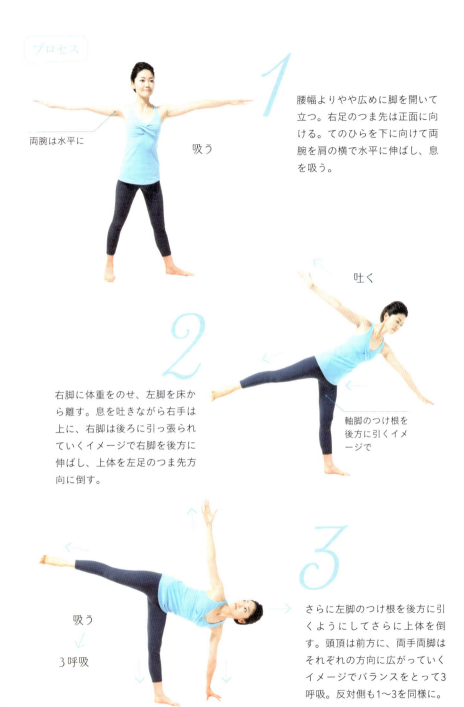

プロセス

1
腰幅よりやや広めに脚を開いて立つ。右足のつま先は正面に向ける。てのひらを下に向けて両腕を肩の横で水平に伸ばし、息を吸う。

両腕は水平に

吸う

2
右脚に体重をのせ、左脚を床から離す。息を吐きながら右手は上に、右脚は後方に引っ張られていくイメージで右脚を後方に伸ばし、上体を左足のつま先方向に倒す。

吐く

軸脚のつけ根を後方に引くイメージで

3
さらに左脚のつけ根を後方に引くようにしてさらに上体を倒す。頭頂は前方に、両手両脚はそれぞれの方向に広がっていくイメージでバランスをとって3呼吸。反対側も1〜3を同様に。

吸う
3呼吸

体幹の筋肉(内ももや下腹部)を意識してバランスをとる

ワシのポーズ&半月のポーズのプログラム

ワシのポーズでしっかりと内ももや下腹部、すねの筋肉を引き締めることができると、そこからの連続したポーズにも安定感が生まれます。

健康 バランス力を高める、疲労回復
美容 ヒップアップ、下半身の引き締め
メンタル 集中力を高める、英気を養う

目安時間

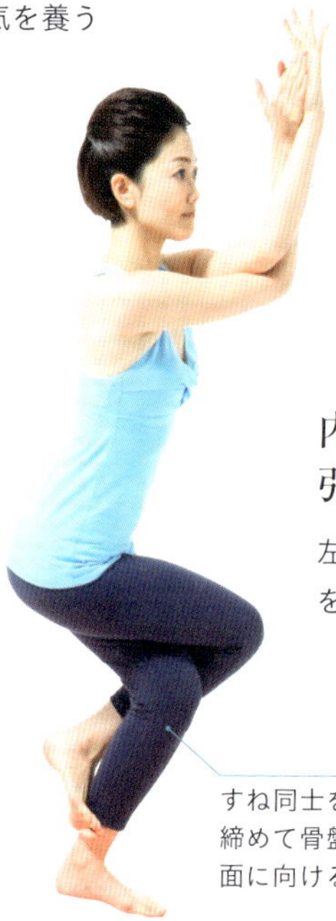

3
呼吸

内ももと下腹部を引き締める

左脚を軸足にし、ワシのポーズを3呼吸。肩は後方に引いて。

すね同士を引き締めて骨盤を正面に向ける

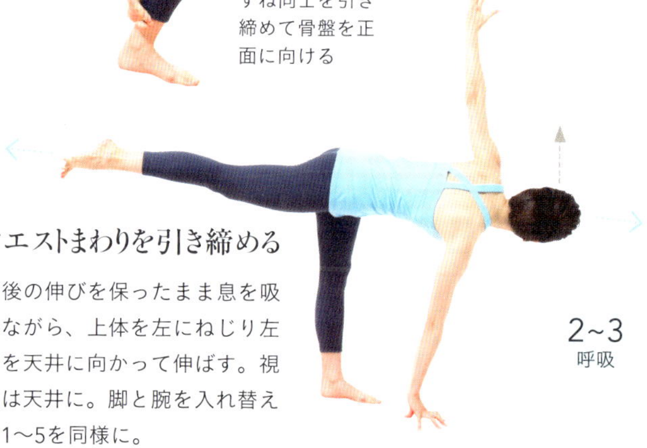

ウエストまわりを引き締める

前後の伸びを保ったまま息を吸いながら、上体を左にねじり左手を天井に向かって伸ばす。視線は天井に。脚と腕を入れ替えて1〜5を同様に。

2〜3
呼吸

骨盤は床と水平を保つ

2 内ももと下腹部の引き締めを保ったまま移行

両手はからめたまま右脚をほどき、骨盤は床と平行を保ったままゆっくりと上体を倒す。頭頂から足先まで一直線になるよう、右ひざを伸ばす。

2~3呼吸

3 ワシのポーズを行なっている感覚のまま広がる

腕をほどき左手を床につき、半月のポーズを3呼吸。視線は天井に向ける。ワシのポーズの内もも、すね、下腹部の引き締めを思い出してバランスをとる。

3呼吸

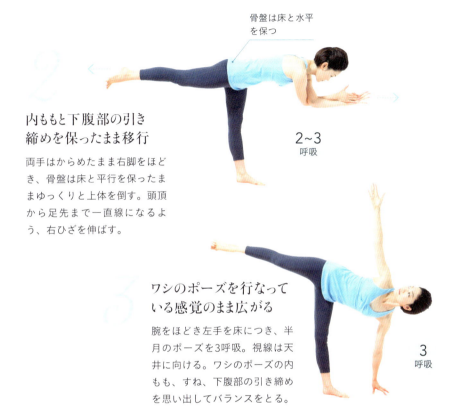

4 骨盤を床と水平に戻す

両手は床につき、おへそを床に向ける。頭頂は前へ、右脚は後ろへと前後に伸びる。

2呼吸

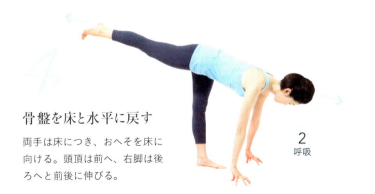

169

4週目／7日目 〜リラックスポーズ〜

赤ちゃんのポーズ

【パヴァナ・ムクタ・アーサナ　Pavana Muktasana】
※Pavanaは「空気」または「ガス」、Muktaは「解放」の意味

難易度：　　　　　　　　　　　　　　中級

【主な効果】
- 便秘解消
- リラックス
- 股関節をゆるめる
- 骨盤のゆがみ調整

お母さんのお腹のなかにいる赤ちゃんをイメージし、ひざを抱えてリラックスします。腸への刺激もあることから、「ガス抜きのポーズ」とも呼ばれ、便秘解消効果を期待できる代表的なヨガのポーズです。今回は、お腹や下半身への効果を高めるためのバリエーションとともに紹介します。

完成のポーズ

仰向けになる。両ひざを曲げて胸に近づけ、息を吸いながらひざを抱える。息を吐きながら、ひざをさらに引き寄せ、ここで3呼吸。頭は床につけたまま行なう。

吸う
吐く
3呼吸

- のどの奥、肩まわりをくつろがせる
- 気持ちよく腰の伸びを感じる
- 尾骨を天井に向けるイメージで引き寄せる

Variation 1

呼吸がより深まる

腕の重みをひざにゆだねる

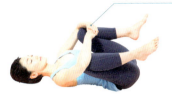

仰向けになり、両ひざを抱える。ひざを左右に開き、心地よい幅で抱えなおす。リラックスして呼吸の深まりを感じる。

Variation 2

ハッピーベービーのポーズ

手と足裏で押し合う

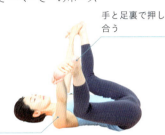

肩甲骨は床につけたまま

仰向けになり、両ひざを抱える。腕をほどき、ひざを開いて足裏を天井に向ける。土踏まず側から足裏をつかむ。

Variation 3

股関節をゆるめる

下腹部の奥の上下の伸びを感じる

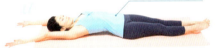

仰向けで両腕は頭の上で万歳する。両脚はつま先を前方に伸ばすようにして大きく伸びをする。

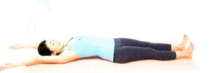

足先を前方に伸ばしたところからかかとを突き出し伸びをする。からだの背面の伸びを感じる。aとbを交互に数回くり返す。

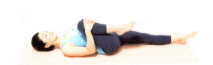

ゆっくりと右ひざを胸に抱える。股関節や骨盤周辺が温かくほぐれているのを感じる。反対側も同様に。

ハタ呼吸

体内の陰陽のバランスを整え、気持ちを安定させてくれるのがハタ呼吸です。体内の浄化も促します。片鼻ずつ呼吸を行なうため、鼻づまり解消の効果もあります。

ハタ呼吸のやり方

「ハ」は太陽（陽）、「タ」は月（陰）という意味です。ヨガでは、右の鼻が太陽、左の鼻が月の気道とつながっていると考えられていて、太陽と月、それぞれの気道とつながっている鼻から交互に呼吸を行なうことで、体内の陰陽のバランスを整えます。

こんなときに
- 瞑想する前
- 集中したいとき
- 鼻がつまっているとき

 押さえ方

右手の親指を右の小鼻、薬指を左の小鼻に当てます。人さし指と中指は眉間に置きます。小鼻に置く指先は軽く添える程度の強さで。

はじめに左鼻から吐くところからはじめます。

1 右手の親指で右の小鼻を閉じ、左の鼻からゆっくり息を吸いましょう。薬指で左の小鼻も閉じ、息を止めます（クンバカ、P.94）。

3 そのまま右の鼻からゆっくり息を吸いましょう。親指で右の小鼻も閉じ、息を止めます（クンバカ、P.94）。

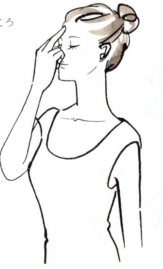

2 右手の親指を離して、右の鼻から息を吐きます。

4 薬指を離して、左の鼻から息を吐きます。1〜4をくり返します。

ハタ呼吸のコツ①
陰と陽が満ちるのを感じよう

息を吸い、そのまま息を数秒止めることをクンバカ（P.94）といいます。クンバカ中はただ息を止めるのではなく、右の鼻から息を吸った際は陽の気、左の鼻から息を吸った際は陰の気が、体内に染み渡るのを感じましょう。くり返すうちに、陰と陽のバランスが整うのを実感できます。なお、ハタ呼吸は左の鼻から吐いて終わるのがおすすめ。陰と陽のバランスがとれた状態をキープできます。

右の鼻から息を吸うと…

陽の気
* からだが温まる
* 活力がみなぎる
* 前向きになる

左の鼻から息を吸うと…

陰の気
* クールダウンできる
* 気持ちが落ち着く
* イライラが解消する

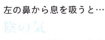

ハタ呼吸のコツ②
腹式呼吸を意識する

慣れないうちは、鼻を押さえることや、息を片方の鼻から吸うことに気をとられがちですが、一定のリズムで心地よい感覚がつかめてきたら腹式呼吸（P.62〜63）も意識してみましょう。下腹部まで吸う息で新鮮な酸素を送り込むイメージができると体内が浄化されていくような感覚が訪れるはずです。

Column **その他の呼吸法③**

 ウジャイ呼吸法

息を腹部にためない胸式呼吸の一種です。「勝利の呼吸」とも呼ばれ、南インドのシュリ・K・パタビジョイス氏によって考案されたアシュタンヨガで推奨されています。

【やり方】息をのみ込むイメージでのどの筋肉を引き締め、「スゥー」という摩擦音を出しながら呼吸をします。摩擦音に集中することで、意識を高めることもできます。

太陽礼拝

太陽に感謝して行なったといわれる一連の動きを太陽礼拝と呼びます。本書で紹介しているポーズを含め、13のポーズに天地自然への賛美が込められています。大きな動きが続きますが、ポーズからポーズへ移行し、流れるように行なうことができます。ウォーミングアップや、動きと呼吸を連動させるためのポーズとしてもおすすめ。左右各1周ずつを5分程度を目安に行ないます。

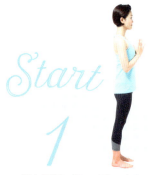

1 脚を腰幅に開いて真っすぐ立つ。息を吐きながら、胸の前で手を合わせる。

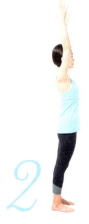

2 息を吸いながら両腕を頭の方向に上げる。頭の上で手を合わせ、顔は軽く上を見上げる。

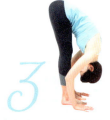

3 息を吐きながら腕を下ろしていき、上体を前に倒す。てのひらは足の外側で床につける。

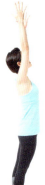

13 息を吸いながら、体の横を通して両腕を上げていく。天井に向かって腕を伸ばし、頭の上で手を合わせる。脚を入れ替え、1〜13を同様に。

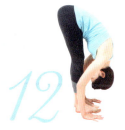

12 息を吐きながら上体を倒し、頭頂部を床に向ける。手は脚の外側で床につく。

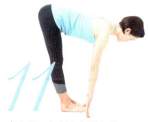

11 息を吸いながら左脚も前に出し、両脚をそろえる。上体は床と水平になるように。

指先は床につけ、息を吸いながらからだの前側を引き上げるように背筋を伸ばし、斜め前を見る。

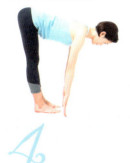

4

息を吐きながら右脚を大きく後ろに引き、つま先立ちに。左ひざは90°に曲げ、目線は斜め下前方に。

5

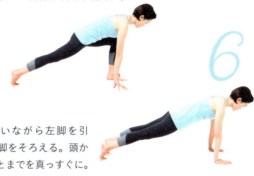

6

息を吸いながら左脚を引き、両脚をそろえる。頭からかかとまでを真っすぐに。

腰を落としてひざを床につける。息を吐きながら、ひじを曲げ、胸を床につける。わきを締め、手の指はしっかり広げる。

7

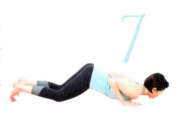

8

手で床を押しながら、吸う息で上体を前へずらすようにして移動させ、上体を起こす。

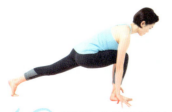

10

息を吸いながら両足のかかとを上げる。息を吐きながら右脚を前に出し、手の間で足を床につく。

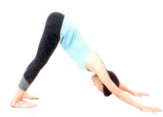

9

手で床を押し、息を吐きながらお尻を天井に向かって持ち上げる。足裏は床から離さずに。

瞑想のすすめ

ヨガのアーサナも呼吸法も、もともとは瞑想を深めるための方法として考案されました。では、瞑想とは一体何なのでしょうか。

ヨガの原点は瞑想にあり

今からおよそ4500年前のインダス文明の遺跡から、瞑想する姿を描いた印章が見つかっています。インドでは、その頃すでに瞑想が行なわれていたようです。その後、紀元前2000年頃になると、「ラージャヨガ」が体系化されます。ラージャヨガは現在あるさまざまな種類のヨガの原点で、「ヨガの王様」とも「瞑想ヨガ」とも呼ばれます。ヨガの王様という呼称は、ラージャに王様という意味があるため。一方、「瞑想ヨガ」という別名は、ラージャヨガがひたすら瞑想を行なうヨガであることに由来します。つまり本来、ヨガと瞑想は同義であり、切っても切り離せない関係なのです。

瞑想の効果

瞑想と聞くと、「難しそう」「宗教みたい」と敬遠する人もいるかもしれません。でも、それは誤解です。瞑想は、自分で自分を"手当て"する時間。こり固まった自分の肩に手を置き、疲労そのものと疲れている自分に意識を向ける……。それだけでも立派な瞑想になります。瞑想は、仕事もプライベートも忙しく、自分のことをつい後回しにしがちな現代人にこそ必要な処世術なのです。

1 外の出来事に振り回されなくなる

瞑想が誕生した頃、発祥の地であるインドでは、天災や戦いなどが頻発していました。自分の力ではどうにもできない"外の出来事"によって、多くの人たちが苦しみ、悩んでいたのです。そんな当時の人々が、外の出来事に振り回されずに心を安らげる方法として生み出したのが瞑想でした。現代を生きる私たちも、外の出来事に起因する悩みやストレスを多数抱えています。でも、それをどうにかしようと思っているうちは、外の出来事に振り回されるだけ。心の平穏は決して得られません。それよりも、瞑想によって外の出来事の受け止め方を変えたほうがいいと思いませんか？ 受け止め方が変わったら、今よりずっと、人や世間と接するのがラクになるはずです。

イライラ、落ち込みが解消

サンスクリット語で、牛馬と荷台をくびき（横木）でつなぐことを「ユジュ」といいます。これがヨガの語源です。すなわちヨガは、動き回る牛馬のように落ち着かせる心や五感を鎮め、理想的な状態へと導くためのもの。瞑想も同様です。瞑想を習慣にすると、イライラしたり、悲しくなったりとせわしなく波打つ心が鎮静化し、凪いだ海のように穏やかな気分が続きます。

自分自身を認められる

瞑想によって自分と向き合っていると、執着や見栄を脱ぎ捨てた"ありのままの自分"に気づけます。また、過去でも未来でもない、今の自分と向き合えます。そんなふうにありのままの今の自分を受け入れられたとき、人は、自分自身を「価値のある存在である」と思えるようになり、「自分は幸福である」と考えられるようになるのです。自分に自信がもてない人や、現状に満足できない人こそ、瞑想に取り組んでみることをおすすめします。

他人を大切に思える

瞑想が深まるにつれ、自分と、自分以外のもの（自己と他）の境界線がとり払われて、「すべては根底でつながっている」という実感を得られます。すると、すべてが等しく大切に思え、他人にも自分にも優しくできるようになります。これこそが瞑想の目指す境地なのです。

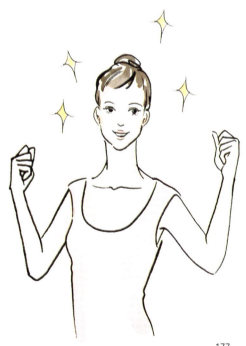

集中力がアップする

雑念がなくなって、頭のなかがクリアになる。これも、瞑想の数ある効果のひとつ。頭のなかがクリアになれば集中力や記憶力が高まり、仕事や学習、家事の効率もアップ！　毎日が充実します。

前向きになれる

瞑想によって、他人へのねたみやひがみ、自己嫌悪といった感情から解き放たれると、自分を含めたすべてを丸ごと愛せるようになります。その結果、ものごとを前向きに受け止める力が身につきます。

瞑想してみよう

瞑想について知りたいなら、実際にやってみるのが一番！ここで紹介する代表的な瞑想法を試しながら、自分にとって最適なやり方を探しましょう。

瞑想のやり方

瞑想をする際の姿勢は蓮華座（両足の甲を反対側の脚のつけ根にのせる）や半蓮華座（あぐらの姿勢で、上になっている足の甲を反対側の脚のつけ根にのせる）が一般的ですが、快適かつ安定すれば、どんな姿勢でもかまいません。下記のポイントを踏まえて、早速やってみましょう。

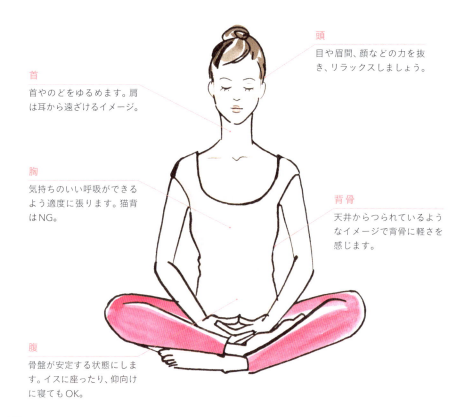

頭
目や眉間、顔などの力を抜き、リラックスしましょう。

首
首やのどをゆるめます。肩は耳から遠ざけるイメージ。

胸
気持ちのいい呼吸ができるよう適度に張ります。猫背はNG。

背骨
天井からつられているようなイメージで背骨に軽さを感じます。

腹
骨盤が安定する状態にします。イスに座ったり、仰向けに寝てもOK。

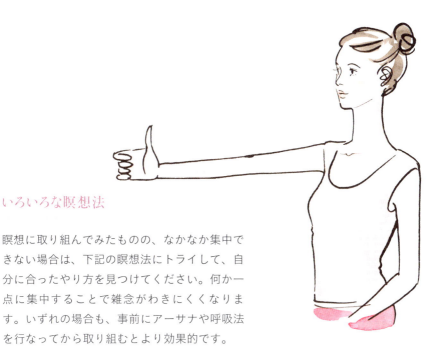

いろいろな瞑想法

瞑想に取り組んでみたものの、なかなか集中できない場合は、下記の瞑想法にトライして、自分に合ったやり方を見つけてください。何か一点に集中することで雑念がわきにくくなります。いずれの場合も、事前にアーサナや呼吸法を行なってから取り組むとより効果的です。

呼吸を観察する

自分の呼吸の深さやリズム、呼吸によってからだがどのように動いているのかを観察することで、瞑想を深める方法です。「吸う→吐く」10回を1セットとし、その間の呼吸に意識を向けましょう。これを5セットくり返します。姿勢は安楽座（あぐら）がおすすめです。

マントラを唱える

マントラとは、サンスクリット語で「言葉」という意味です。自然呼吸に合わせてマントラを唱えながら瞑想を行ないます。代表的なマントラは、悟りを意味する「オム」、明け渡すという意味の「ナマハ」など。ただしマントラに決まりはなく、自分にとって心地よく感じられる言葉を選べばOKです。

トラタカ

ハタヨガという流派のヨガで行なわれる瞑想法。一点を見つめることで瞑想を深めるやり方から、「一点凝視瞑想法」ともいいます。ろうそくの炎を見つめるのが一般的ですが、腕を伸ばして親指を立て、意識を親指に集中させてもいいでしょう。一点を見続けるうちに心身がリラックスして、同時に集中力も高まります。目の疲労が軽くなる効果も期待できます。

そのほか

瞑想は、本当の自分と向き合う時間です。だから、お気に入りの風景画や、旅先で見た美しい景色の写真など、ピュアな気持ちに戻れるものをそばに置いて行なうのもおすすめ。実際にそばに置かずに、そうしたものや光景を思い浮かべるだけでも有効です。アロマやお香を焚いてもかまいません。

瞑想とチャクラ

瞑想をするうえで、理解しておきたいのがチャクラです。チャクラを巡るプラーナ（気）の流れがよくなると瞑想を深めやすくなります。

チャクラとは？

チャクラはプラーナ（気）のコントロールセンターです。心身のさまざまな器官とつながっていて、チャクラが活性化すれば心身ともに健やかに、乱れれば肉体的にも精神的にも不調をきたすと考えられています。ヨガは、チャクラを活性化する最も有効な手段。アーサナ、呼吸、瞑想によって心身が整えばチャクラも整い、全身に活力がみなぎります。そして、チャクラが充実すればアーサナは安定し、呼吸は深くなり、瞑想を深めやすくなるのです。ここで紹介する7つのチャクラは、全身のいたるところにあるチャクラのなかでも主要とされているもの。それぞれの特性を覚えておきましょう。

第7チャクラ　サハスラーラ
第6チャクラ　アージュニャー
第5チャクラ　ヴィシュッダ
第4チャクラ　アナーハタ
第3チャクラ　マニプーラ
第2チャクラ　スワディシュターナ
第1チャクラ　ムーラダーラ

	場所	活性化すると	働きが鈍ると	活性化におすすめのアーサナ
第1チャクラ ムーラダーラ 【Muladhara】	骨盤底	心身を落ち着けて、安定させます。	体調を崩しやすくなります。便秘、月経不順の症状も。	脚を開くポーズ（P.46） うつ伏せ片ひざ曲げのポーズ（P.122）
第2チャクラ スワディシュターナ 【Svadhisthana】	下腹	全身に力がみなぎって、意欲的、行動的になります。	幸せを感じにくくなり、消極的になる傾向が。	賢者のバランスのポーズ（P.54） 腰かけのポーズ（P.56）
第3チャクラ マニプーラ 【Manipura】	腰	集中力、やる気を高め、強い意志をもてます。	意欲や集中力が低下します。	シヴァ神のポーズ（P.86） 英雄のポーズ（P.88） 下を向いた犬のポーズ（P.154）
第4チャクラ アナーハタ 【Anahata】	胸	自分も他人も大切にできるようになります。	不平不満が増え、陰湿な雰囲気になります。	太鼓橋のポーズ（P.104） 牛の顔のポーズ（P.148）
第5チャクラ ヴィシュッダ 【Vishudda】	のど	感情や考え、欲求を上手に表現できます。	感情表現が乏しくなるほか、頭がもやもやすることも。	うさぎのポーズのプログラム（P.52） 魚のポーズ（P.106）
第6チャクラ アージュニャー 【Ajna】	眉間	自分を客観視できるようになります。	ひとりよがりになり、イライラしやすくなる傾向が。	脚と手のポーズ（P.78） 立ち木のポーズ（P.100）
第7チャクラ サハスラーラ 【Sahasrara】	頭頂の少し上	自分を超越し、あらゆるものとの調和を感じられます。	自己中心的になり、孤立しやすくなります。	からだの外にあるチャクラなので、意識して活性化することはできません。第1〜第6が整うと自然に整います。

瞑想を深めるための八支則

ヨガの最終目的である「三昧(ざんまい)」の境地に達するには日々の過ごし方も重要です。ここでは、ヨガ上達のための8つのステップ「八支則(はっしそく)」を紹介します。

八支則とは?

紀元前200年頃に書かれたとされる『ヨガスートラ』は、現存する最古のヨガ専門書です。同書には、ヨガを極め、ヨガの最終的な目的である"悟りの境地"に辿りつくまでの方法が書かれています。これを「八支則」と呼び、今なお、ヨガの指導者たちの道標となっています。「ヨガをもっと極めたい」、「ヨガを通してよりよい人生を送りたい」と思うなら、八支則を心がけてみてください。8つのステップを順に進めていくうちに瞑想も深まります。

禁戒(ヤマ)

理想的な心身をつくるうえで、日常生活においてするべきではない5つの行為のこと。これらの行為にエネルギーを費やさず、正しいことに使うよう心がけましょう。

1. 非暴力…暴力をふるわない
2. 誠実・正直…嘘をつかない
3. 不盗…盗まない
4. 禁欲…快楽や欲望におぼれない
5. 不貧…執着しない

勧戒(ニヤマ)

日常生活で積極的にするべき行動です。4は良書を読む、と考えればOK。すべてを実践するのは難しいので、できそうなものから取り組んでみてください。

1. 清浄…心身を清潔にしておく
2. 知足…現状に満足する
3. 苦行…苦しいことも努力して続ける
4. 読誦…聖典を読み、経を唱える
5. 祈念…生かされていることに感謝する

座法（アーサナ）

適切な姿勢をとってからだを浄化すること。この適切な姿勢こそが、ヨガのポーズ、すなわちアーサナです。アーサナを行ないながら、自分のからだのなかで起きている変化を観察します。

調気（プラーナヤマ）

心とからだを司るプラーナ（気）を、ヨガの三大要素のひとつ「呼吸法」によって調整します。瞑想を深めるためには、呼吸を介して心身をコントロールすることが重要なのです。

感覚制御（プラティヤハーラ）

五感をコントロールするステップです。私たちの心は、五感によってもたらされる刺激に反応して絶えず波立っています。だからこそ、五感からあえて意識を逸らし、不要な情報をシャットダウンする時間が必要なのです。まずは視覚を、次いでそのほかの感覚を、意識から切り離してみましょう。ありのままの自分が見えてくるはずです。

集中（ダラーナ）

感覚制御のステップでクリアになった意識を安定させようとしている状態です。心が鎮まって集中できるようになると、雑念、音、痛みといったさまざまな感覚が遠ざかります。集中、瞑想、三昧は、心を調整するための最終段階。まとめて「サンヤマ（統制）」と呼ばれます。

瞑想（ディアーナ）

ヨガの三大要素のひとつ「瞑想」は、集中がさらに深まった状態を指します。禁戒、勧戒、座法、調気、感覚制御のステップを経て、集中が極まってようやく、自分自身と向き合う瞑想の状態に到達できるのです。

三昧（サマディ）

本当の自分と出会い、すべての事象とひとつになった状態。この悟りの境地に辿りついたとき、この世のあらゆるものが愛すべき対象となり、平等に見守れるようになるとされています。心が完全にオープンになった状態です。

瞑想にまつわるQ&A

「集中できない」「いつやればいい？」など、瞑想にまつわる素朴な悩みや疑問にお答えします。瞑想を行なう際の参考にしてください。

 すぐに眠くなってしまいます。

 眠くなったときは、からだが眠りを欲している証拠と考えて休息をとりましょう。無理やり瞑想を続ける必要はありません。体内を浄化する呼吸法であるハタ呼吸（P.172）やカパラバティ（P.95）などを瞑想前に行なうことで、体内の繊細な感覚に意識を向け続けやすくなります。また、"頭寒足熱"の環境を整えることも大切です。

 なかなか集中できません。

 姿勢に問題があるかもしれません。猫背になっていたり、反対にからだのどこかが不自然にこわばっていたりしませんか？ 瞑想は基本的には座っていても立っていても、仰向けで寝た姿勢でもできますが、骨盤が安定していて、背骨が自然に伸びている状態で行なうのが大切です。あわせて呼吸も見直してみましょう。みぞおちの緊張がなく、自然な腹式呼吸ができているのが理想です。瞑想前にアーサナを行ない、心身を整えておくと雑念がわきにくくなります。

 いつやればいいですか？

 瞑想はいつ行なってもOK。朝、起床後に行なえば心身が調整できて1日を気持ちよくスタートできますし、夜寝る前に行なえば心とからだの疲れがとれて安眠できます。このほか、イライラしたときや、落ち込んだとき、緊張したときもおすすめ。ネガティブな自分をリセットできます。本書で紹介している1日分のプログラムを終えた後、毎日5〜10分座る習慣をもつと効果的です。

 何分ぐらいやれば効果がありますか？

 15〜30分を目安にするとよいでしょう。タイマーをセットするよりも自分の感覚で瞑想を終える習慣をつけましょう。お気に入りのお香が1本燃え尽きるまでの時間を目安にするのもよいでしょう。いずれにしても、習慣になれば気づくと結果的に長く座っているという状態が訪れるようになります。

Epilogue
おわりに

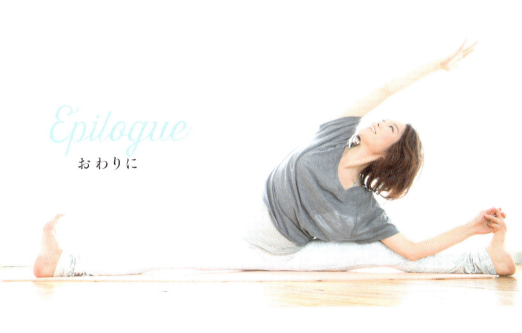

　本書の4週間プログラムを一通り終えられていかがでしたか？

　柔軟性や体幹の筋力が必要なポーズでは「難しいなあ……」と感じられた方もいるかもしれません。でも、簡単にあきらめず4週間プログラムをくり返し行なってみてください。
　4週間、一通りのアーサナを経験すると、気づいていなくてもからだの感覚は繊細になり、進化しています。くり返すほどに、毎日新たな発見があり、理解力は飛躍的に高まります。心とからだは確実に変わっていきます。

　瞑想に興味があれば、その日のプログラムを終えた後に5分〜10分、座ってみるのもよいでしょう。それぞれのプログラム後の心身の違いに気づくのはもちろん、目を閉じて静かに座っていると「どのプログラムを行なっても得られる穏やかな境地があるのだなあ……」とご自身の本質的なやすらぎの居場所が「今ここ」にあることに気づかれることでしょう。
　自分の無限の可能性を見出し、人生をより豊かに過ごしていくためにこの本が少しでもお役に立てると嬉しいです。

綿本ヨーガスタジオ　RIE

ポーズ＆プログラム索引

【あ】

仰向けの英雄座	144
仰向けの英雄座のプログラム	146
赤ちゃんのポーズ	170
あざらしのポーズ	120
あざらしのポーズ＆うつ伏せ片ひざ曲げのポーズのプログラム	124
脚と手のポーズ	78
脚と手のポーズのプログラム	80
脚に顔をつけるポーズのバリエーション	110
脚に顔をつけるポーズのバリエーションのプログラム	112
脚を開くポーズ	46
脚を開くポーズのプログラム	48
板のポーズ	140
ヴィパルタカラニ	60
うつ伏せ片ひざ曲げのポーズ	122
うさぎのポーズ	50
うさぎのポーズのプログラム	52
牛の顔のポーズ	148
牛の顔のポーズ＆腰かけねじりのポーズのプログラム	152
ヴリッティ呼吸に挑戦！	94
英雄のポーズ	88
押し上げのポーズ	66
押し上げのポーズのプログラム	68

【か】

賢者のバランスのポーズ	54
賢者のバランスのポーズ＆腰かけのポーズのプログラム	58
賢者のポーズ	138
賢者のポーズ＆板のポーズのプログラム	142
腰かけねじりのポーズ	150
腰かけのポーズ	56
子どものポーズ	132

【さ】

魚のポーズ	106
サギのポーズ	114
サギのポーズ＆背中を伸ばすポーズのプログラム	118
三角のポーズ	126
三角のポーズ＆体側を伸ばすポーズのプログラム	130
シヴァ神のポーズ	86
シヴァ神のポーズ＆英雄のポーズのプログラム	90

下を向いた犬のポーズ ··· 154
下を向いた犬のポーズ＆伸ばした片脚を高く上げるポーズのプログラム ··· 158
背中を伸ばすポーズ ··· 116

【た】
太鼓橋のポーズ ··· 104
太鼓橋のポーズ＆魚のポーズのプログラム ··· 108
体側を伸ばすポーズ ··· 128
太陽礼拝 ··· 174
立ち木のポーズ ··· 100
立ち木のポーズのプログラム ··· 102

【な】
猫のポーズ ··· 34
猫のポーズのプログラム ··· 36
ねじりのポーズ ··· 42
ねじりのポーズのプログラム ··· 44
伸ばした片脚を高く上げるポーズ ··· 156

【は】
ハタ呼吸 ··· 172
バタフライのポーズ ··· 92
針の糸通しのポーズ ··· 82
針の糸通しのポーズのプログラム ··· 84
半月のポーズ ··· 166
腹式呼吸 ··· 62
伏せたハトのポーズ ··· 160
伏せたハトのポーズのプログラム ··· 162

【ま】
三日月のポーズ ··· 126
三日月のポーズのプログラム ··· 40

【や】
弓のポーズ ··· 70
弓のポーズのプログラム ··· 72

【ら】
ライオンのポーズ ··· 134

【わ】
ワシのポーズ ··· 164
ワシのポーズ＆半月のポーズのプログラム ··· 168
ワニのポーズ ··· 74
ワニのポーズのプログラム ··· 76

効果別ポーズ＆プログラム索引

【健康】

■首のこりを緩和する
- 針の糸通しのポーズのプログラム …… 84
- 太鼓橋のポーズ＆魚のポーズのプログラム …… 108
- 牛の顔のポーズ＆腰かけねじりのポーズのプログラム …… 152
- 下を向いた犬のポーズ …… 154

■肩こりを緩和する
- うさぎのポーズ …… 50
- うさぎのポーズのプログラム …… 52
- 脚と手のポーズ …… 78
- 脚と手のポーズのプログラム …… 80
- 針の糸通しのポーズ …… 82
- 針の糸通しのポーズのプログラム …… 84
- 英雄のポーズ …… 88
- 太鼓橋のポーズ …… 104
- 太鼓橋のポーズ＆魚のポーズのプログラム …… 108
- 牛の顔のポーズ …… 148
- ワシのポーズ …… 164

■背骨のゆがみを整える
- 猫のポーズ …… 34
- ねじりのポーズのプログラム …… 44
- 腰かけのポーズ …… 56
- 押し上げのポーズ …… 66
- 針の糸通しのポーズ …… 82
- シヴァ神のポーズ …… 86
- 立ち木のポーズ …… 100
- 太鼓橋のポーズ …… 104
- 板のポーズ …… 140
- 腰かけねじりのポーズ …… 150
- 下を向いた犬のポーズ＆伸ばした片脚を高く上げるポーズのプログラム …… 158

■猫背改善、姿勢を整える
- 猫のポーズのプログラム …… 36
- 賢者のバランスのポーズ …… 54
- 弓のポーズ …… 70
- 太鼓橋のポーズ＆魚のポーズのプログラム …… 108
- サギのポーズ …… 114
- サギのポーズ＆背中を伸ばすポーズのプログラム …… 118
- あざらしのポーズ …… 120
- 仰向けの英雄座 …… 144

■股関節の柔軟性を高める
- 猫のポーズ …… 34
- バタフライのポーズ …… 92
- 脚に顔をつけるポーズのバリエーション …… 110
- うつ伏せ片ひざ曲げのポーズ …… 122
- 子どものポーズ …… 132
- 仰向けの英雄座のプログラム …… 146
- 伸ばした片脚を高く上げるポーズ …… 156
- 伏せたハトのポーズ …… 160
- 赤ちゃんのポーズ …… 170

■骨盤のゆがみを整える
- 猫のポーズ …… 34
- 三日月のポーズ …… 38
- 賢者のバランスのポーズ …… 54
- 賢者のバランスのポーズ＆腰かけのポーズのプログラム …… 58
- シヴァ神のポーズ …… 86
- 立ち木のポーズ …… 100
- 脚に顔をつけるポーズのバリエーション …… 110
- 賢者のポーズ …… 138
- 半月のポーズ …… 166
- 赤ちゃんのポーズ …… 170

■体幹を強化する
- 猫のポーズのプログラム …… 36
- 腰かけのポーズ …… 56
- 立ち木のポーズのプログラム …… 102
- 賢者のポーズ …… 138
- 板のポーズ …… 140

■内臓の働きを高める
- ねじりのポーズ …… 42
- ねじりのポーズのプログラム …… 44
- 弓のポーズのプログラム …… 72
- 脚に顔をつけるポーズのバリエーションのプログラム …… 112
- うつ伏せ片ひざ曲げのポーズ …… 122
- あざらしのポーズ＆うつ伏せ片ひざ曲げのポーズのプログラム …… 124

■冷え性の改善
- 猫のポーズ …… 34
- 脚を開くポーズ …… 46
- 脚を開くポーズのプログラム …… 48
- 押し上げのポーズのプログラム …… 68
- 脚と手のポーズ …… 78
- サギのポーズ …… 114
- 体側を伸ばすポーズ …… 128
- 牛の顔のポーズ …… 148
- 下を向いた犬のポーズ＆伸ばした片脚を高く上げるポーズのプログラム …… 158

■代謝アップ
- 脚と手のポーズのプログラム …… 80
- 三角のポーズ …… 126
- 三角のポーズ＆体側を伸ばすポーズのプログラム …… 130
- ライオンのポーズ …… 134
- 賢者のポーズ＆板のポーズのプログラム …… 142
- 牛の顔のポーズ＆腰かけねじりのポーズのプログラム …… 152

下を向いた犬のポーズ＆伸ばした片脚を高く上げるポーズのプログラム … 158
■血行促進
三日月のポーズのプログラム ……………………… 40
脚を開くポーズのプログラム ……………………… 48
下を向いた犬のポーズ ……………………………… 154
伸ばした片脚を高く上げるポーズ ………………… 156
下を向いた犬のポーズ＆伸ばした片脚を高く上げるポーズのプログラム … 158
■全身の疲労緩和
三日月のポーズ ……………………………………… 38
バタフライのポーズ ………………………………… 92
サギのポーズ＆背中を伸ばすポーズのプログラム … 118
あざらしのポーズ …………………………………… 120
あざらしのポーズ＆うつ伏せ片ひざ曲げのポーズのプログラム … 124
三角のポーズ ………………………………………… 126
子どものポーズ ……………………………………… 132
伏せたハトのポーズのプログラム ………………… 162
半月のポーズ ………………………………………… 166
ワシのポーズ＆半月のポーズのプログラム ……… 168
■婦人科系の不調を緩和する
脚を開くポーズ ……………………………………… 46
脚を開くポーズのプログラム ……………………… 48
脚に顔をつけるポーズのバリエーション ………… 110
■便秘を緩和する
ねじりのポーズ ……………………………………… 42
うさぎのポーズのプログラム ……………………… 52
弓のポーズ …………………………………………… 70
弓のポーズのプログラム …………………………… 72
ワニのポーズ ………………………………………… 74
ワニのポーズのプログラム ………………………… 76
腰かけねじりのポーズ ……………………………… 150
仰向けの英雄座 ……………………………………… 144
牛の顔のポーズ＆腰かけねじりのポーズのプログラム …… 152
赤ちゃんのポーズ …………………………………… 170
■目の疲れを緩和する
うさぎのポーズ ……………………………………… 50
うさぎのポーズのプログラム ……………………… 52
脚と手のポーズ ……………………………………… 78
脚と手のポーズのプログラム ……………………… 80
■腰痛を予防・緩和する
三日月のポーズのプログラム ……………………… 40
ねじりのポーズ ……………………………………… 42
弓のポーズのプログラム …………………………… 72
ワニのポーズ ………………………………………… 74
ワニのポーズのプログラム ………………………… 76
シヴァ神のポーズ＆英雄のポーズのプログラム …… 90

背中を伸ばすポーズ ………………………………… 116
あざらしのポーズ …………………………………… 120
子どものポーズ ……………………………………… 132
賢者のポーズ＆板のポーズのプログラム ………… 142
仰向けの英雄座 ……………………………………… 144

【美容】
■ウエストを引き締める
ねじりのポーズ ……………………………………… 42
押し上げのポーズ …………………………………… 66
ワニのポーズのプログラム ………………………… 76
脚に顔をつけるポーズのバリエーション ………… 110
脚に顔をつけるポーズのバリエーションのプログラム … 112
賢者のポーズ＆板のポーズのプログラム ………… 142
腰かけねじりのポーズ ……………………………… 150
■太ももを引き締める
三日月のポーズ ……………………………………… 38
脚を開くポーズ ……………………………………… 46
賢者のバランスのポーズ …………………………… 54
弓のポーズ …………………………………………… 70
針の糸通しのポーズ ………………………………… 82
シヴァ神のポーズ …………………………………… 86
英雄のポーズ ………………………………………… 88
立ち木のポーズのプログラム ……………………… 102
体側を伸ばすポーズ ………………………………… 128
仰向けの英雄座 ……………………………………… 144
仰向けの英雄座のプログラム ……………………… 146
伏せたハトのポーズのプログラム ………………… 162
■お尻を引き締める
猫のポーズのプログラム …………………………… 36
賢者のバランスのポーズ …………………………… 54
弓のポーズ …………………………………………… 70
英雄のポーズ ………………………………………… 88
下を向いた犬のポーズ ……………………………… 154
伸ばした片脚を高く上げるポーズ ………………… 156
伏せたハトのポーズ ………………………………… 160
ワシのポーズ ………………………………………… 164
ワシのポーズ＆半月のポーズのプログラム ……… 168
■お腹を引き締める
ワニのポーズのプログラム ………………………… 76
シヴァ神のポーズ＆英雄のポーズのプログラム …… 90
背中を伸ばすポーズ ………………………………… 116
ライオンのポーズ …………………………………… 134
板のポーズ …………………………………………… 140
仰向けの英雄座のプログラム ……………………… 146

■背中を引き締める
三日月のポーズ ……………………… 38
うさぎのポーズ ……………………… 50
弓のポーズのプログラム …………… 72
太鼓橋のポーズ ……………………… 104
魚のポーズ …………………………… 106
あざらしのポーズ＆うつ伏せ片ひざ曲げのポーズのプログラム …… 124
伏せたハトのポーズのプログラム … 162

■首のラインを美しく
うさぎのポーズのプログラム ……… 52
針の糸通しのポーズのプログラム … 84

■バストアップする
弓のポーズのプログラム …………… 72
針の糸通しのポーズのプログラム … 84
太鼓橋のポーズ ……………………… 104
魚のポーズ …………………………… 106
太鼓橋のポーズ＆魚のポーズのプログラム … 108

■脚を引き締める
三日月のポーズのプログラム ……… 40
脚を開くポーズ ……………………… 46
脚を開くポーズのプログラム ……… 48
腰かけのポーズ ……………………… 56
賢者のバランスのポーズ＆腰かけのポーズのプログラム …… 58
サギのポーズ ………………………… 114
サギのポーズ＆背中を伸ばすポーズのプログラム …… 118
腰かけねじりのポーズ ……………… 150

■二の腕を引き締める
賢者のバランスのポーズ＆腰かけのポーズのプログラム …… 58
押し上げのポーズ …………………… 66
シヴァ神のポーズ …………………… 86
立ち木のポーズ ……………………… 100
立ち木のポーズのプログラム ……… 102
板のポーズ …………………………… 140
牛の顔のポーズ ……………………… 148
牛の顔のポーズ＆腰かけねじりのポーズのプログラム …… 152
ワシのポーズ ………………………… 164

■からだのラインを整える
押し上げのポーズのプログラム …… 68
シヴァ神のポーズ …………………… 86
シヴァ神のポーズ＆英雄のポーズのプログラム …… 90
三角のポーズ ………………………… 126
賢者のポーズ＆板のポーズのプログラム …… 142

■デトックス作用
ねじりのポーズのプログラム ……… 44
賢者のバランスのポーズ＆腰かけのポーズのプログラム …… 58

サギのポーズ＆背中を伸ばすポーズのプログラム …………… 118
あざらしのポーズ＆うつ伏せ片ひざ曲げのポーズのプログラム …… 124
ライオンのポーズ …………………… 134
牛の顔のポーズ＆腰かけねじりのポーズのプログラム …… 152
仰向けの英雄座のプログラム ……… 146
伏せたハトのポーズ ………………… 160

■アンチエイジング
三日月のポーズのプログラム ……… 40
ねじりのポーズのプログラム ……… 44
脚と手のポーズのプログラム ……… 80
伸ばした片脚を高く上げるポーズ … 156
下を向いた犬のポーズ＆伸ばした片脚を高く上げるポーズのプログラム … 158

■脂肪燃焼
体側を伸ばすポーズ ………………… 128
三角のポーズ＆体側を伸ばすポーズのプログラム …… 130
牛の顔のポーズ＆腰かけねじりのポーズのプログラム …… 152

■むくみ解消
ヴィパリタカラニ …………………… 60
押し上げのポーズのプログラム …… 68
バタフライのポーズ ………………… 92
サギのポーズ ………………………… 114
体側を伸ばすポーズ ………………… 128
下を向いた犬のポーズ＆伸ばした片脚を高く上げるポーズのプログラム … 158

■小顔効果
太鼓橋のポーズ＆魚のポーズのプログラム …………… 108

【メンタル】
■集中力を高める
猫のポーズ …………………………… 34
うさぎのポーズのプログラム ……… 52
英雄のポーズ ………………………… 88
立ち木のポーズ ……………………… 100
立ち木のポーズのプログラム ……… 102
賢者のポーズ ………………………… 138
賢者のポーズ＆板のポーズのプログラム …… 142
半月のポーズ ………………………… 166
ワシのポーズ＆半月のポーズのプログラム …… 168
ハタ呼吸 ……………………………… 172

■気持ちを落ち着ける
脚を開くポーズのプログラム ……… 48
うさぎのポーズ ……………………… 50
腹式呼吸 ……………………………… 62
ワニのポーズ ………………………… 74
ワニのポーズのプログラム ………… 76
バタフライのポーズ ………………… 92

子どものポーズ …………………………………… 132
牛の顔のポーズ＆腰かけねじりのポーズのプログラム …………… 152
赤ちゃんのポーズ ………………………………… 170

■ 気持ちをすっきりさせる
猫のポーズのプログラム ………………………… 36
ねじりのポーズのプログラム …………………… 44
うさぎのポーズのプログラム …………………… 52
押し上げのポーズ ………………………………… 66
押し上げのポーズのプログラム ………………… 68
脚と手のポーズ …………………………………… 78
脚と手のポーズのプログラム …………………… 80
針の糸通しのポーズ ……………………………… 82
ヴリッティ呼吸 …………………………………… 94
魚のポーズ ………………………………………… 106
太鼓橋のポーズ＆魚のポーズのプログラム ………… 108
脚に顔をつけるポーズのバリエーションのプログラム …………… 112
あざらしのポーズ ………………………………… 120
三角のポーズ＆体側を伸ばすポーズのプログラム ………… 130
牛の顔のポーズ …………………………………… 148
仰向けの英雄座のプログラム …………………… 146
下を向いた犬のポーズ＆伸ばした片脚を高く上げるポーズのプログラム … 158

■ 気持ちを前向きにする
三日月のポーズのプログラム …………………… 40
賢者のバランス＆腰かけのポーズのプログラム ………… 58
針の糸通しのポーズのプログラム ……………… 84
シヴァ神のポーズ＆英雄のポーズのプログラム ………… 90
ヴリッティ呼吸 …………………………………… 94
太鼓橋のポーズ＆魚のポーズのプログラム ………… 108
あざらしのポーズ＆うつ伏せ片ひざ曲げのポーズのプログラム … 124
賢者のポーズ＆板のポーズのプログラム ……… 142

■ 自律神経を整える
腰かけのポーズ …………………………………… 56
ヴィパリタカラニ ………………………………… 60
脚と手のポーズのプログラム …………………… 80
背中を伸ばすポーズ ……………………………… 116
サギのポーズ＆背中を伸ばすポーズのプログラム ………… 118
うつ伏せ片ひざ曲げのポーズ …………………… 122
伏せたハトのポーズ ……………………………… 160

■ ストレス、不安を軽減する
ヴィパリタカラニ ………………………………… 60
弓のポーズのプログラム ………………………… 72
脚と手のポーズのプログラム …………………… 80
針の糸通しのポーズのプログラム ……………… 84
ヴリッティ呼吸 …………………………………… 94
立ち木のポーズのプログラム …………………… 102

ライオンのポーズ ………………………………… 134
伏せたハトのポーズのプログラム ……………… 162

■ 不眠を緩和して安眠をいざなう
ヴィパリタカラニ ………………………………… 60
腹式呼吸 …………………………………………… 62
弓のポーズ ………………………………………… 70
ワニのポーズ ……………………………………… 74
ワニのポーズのプログラム ……………………… 76
バタフライのポーズ ……………………………… 92
魚のポーズ ………………………………………… 106
背中を伸ばすポーズ ……………………………… 116

綿本ヨーガスタジオ　RIE（りえ）

★ 日本ヨーガ瞑想協会ヨーガ指導者トレーニング（綿本彰）修了
★ アジャストメント指導者トレーニング（マシューコーヘン）修了
★ インサイトヨガ指導トレーニング（サラパワーズ）修了
★ 陰ヨガ指導者トレーニング（解剖学＆経路／ポールグリリー）修了など

綿本ヨーガスタジオ講師。身体に閉じ込められていた意識を解放して、本来の輝きをとり戻す力に感銘を受けてヨガを学びはじめる。解剖学的観点から見るポーズの正確なアライメントを熟知しており、理論に基づいた丁寧なポーズ誘導が人気。ヨガを主軸に、気功やさまざまなボディーワークも学んでいる。監修書に『これ1冊できちんとわかるヨガ』『からだが硬い人のヨガ』（マイナビ）などがある。

綿本ヨーガスタジオ　http://www.yoga.jp

Staff

編集協力：株式会社A.I、小川裕子、馬渕綾子
写真：天野憲仁（株式会社 日本文芸社）
本文・カバーデザイン・DTP：APRON（植草可純、前田歩来）
本文イラスト：高篠裕子（asterisk-agency）、小野寺美恵
ヘアメイク：城江陽子、宮中彰子
モデル：kazumi、YUKI
衣装協力：easyoga（イージー ヨガジャパン）☎ 03-3461-6355　http://www.easyogashop.jp
Real Stone（株式会社ボディーアートジャパン）☎ 03-6712-6440　http://www.realstone.jp
撮影協力：Yoga works（ヨガワークス）　☎ 0120-924-145　http://www.yogaworks.co.jp

---

4週間でできる！
きほんのヨガ ポーズ＆プログラム

2015年12月30日　第1刷発行

著　者　RIE
発行者　中村 誠
印刷所　玉井美術印刷株式会社
製本所　大口製本印刷株式会社
発行所　株式会社 日本文芸社
　　　　〒101-8407　東京都千代田区神田神保町1-7
　　　　TEL 03-3294-8931（営業）　03-3294-8920（編集）

Printed in Japan 112151208-112151208 (N) 01
ISBN978-4-537-21347-8
URL　http://www.nihonbungeisha.co.jp
©Watamoto YOGA studio 2015
編集担当：三浦

乱丁・落丁などの不良品がありましたら、小社製作部宛にお送りください。送料小社負担にておとりかえいたします。法律で認められた場合を除いて、本書からの複写・転載（電子化を含む）は禁じられています。また、代行業者等の第三者による電子データ化及び電子書籍化は、いかなる場合も認められていません。